脳で悩むな！
腸で考えなさい

…心のモヤモヤは腸が解決…

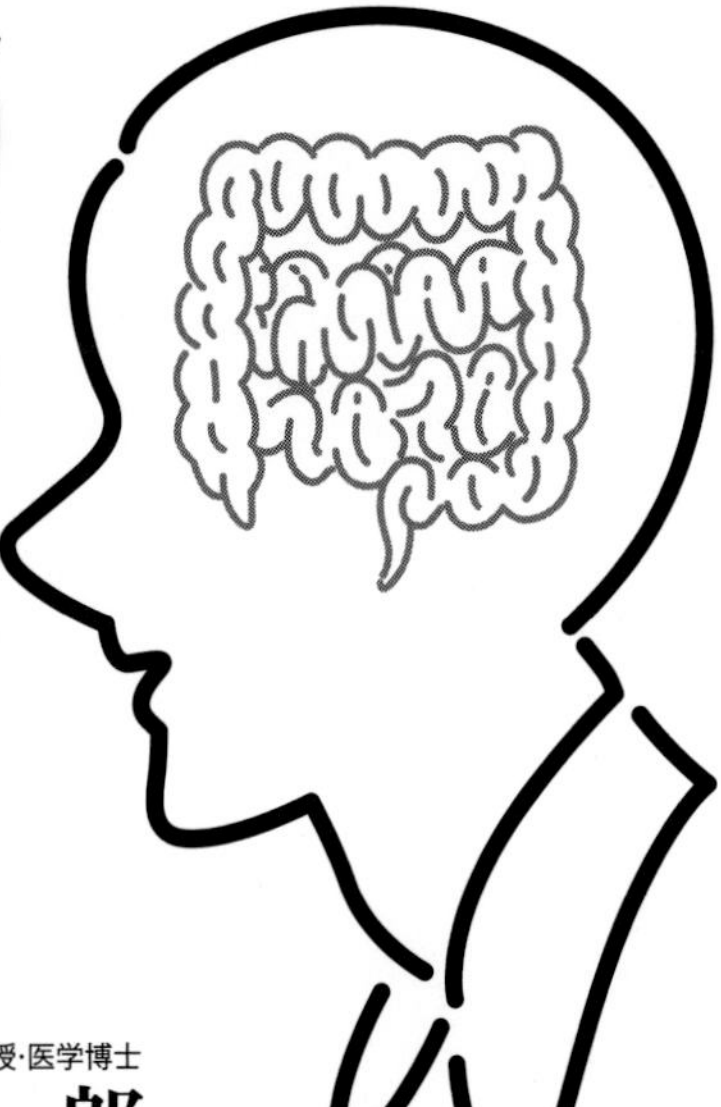

東京医科歯科大学名誉教授・医学博士
藤田紘一郎

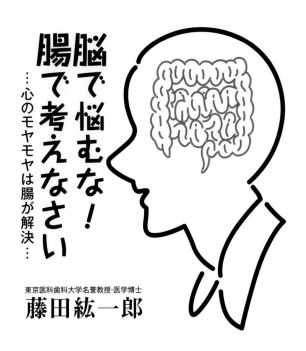

青萠堂

目次●『脳で悩むな！　腸で考えなさい』

第1章　「性格」を変えたいなら、食事を変えなさい　43

第4章　心身の不調に陥らないために、腸内細菌と仲良くしなさい

第6章　おなかの底から正直になると免疫力は強くなる　

★巻末付録《心がスーッとする食べ物&食べ方&作り方》

カバーデザイン／U・G・サトー
本文デザイン・DTP／ハッシィ

◆プロローグ　悩みがなくならないのは、「脳」で考えるから

なぜ、頭で考えると悩みは増えるの？

最近、あるラジオのトーク番組で、40代の女性タレントさんと女装パフォーマーさんとご一緒する機会がありました。

それぞれの道で大活躍され、一見華やかな世界に生きる彼女たちです。ところが、2人とも悩みがありすぎてつきる日がないというのです。

そこで私は、こんなことを話しました。

「頭でばかり考えているから、悩みがつきないのですよ」

彼女たちは「どういうこと？」と怪訝《けげん》そうな表情を見せました。

「頭だけでなく、腸で考える練習をしてごらんなさい。そうすれば、悩みごとなどなくなってしまいますよ」

この言葉を聞いた2人の驚きは、大変なものでした。

「腸で考えるって、どういうこと？」

「どうして、腸で考えると悩みはなくなるの？」

「こんな私でも、悩まなくなる日はくる？」

それからは3人、腸談義でおおいに盛り上がりました。

みなさんも、日々いくつもの悩みを感じながら生活しているのだと思います。それをなんとか解決しようと、もがきがんばっておられるのでしょう。

でも、頭で考えている限り、私たちが悩みから解放される日はやってきません。

なぜなら、脳は不安や不満、モヤモヤ、イライラ、怒り、悲しみなど負の感情をつくり出すのが得意な臓器だからです。

頭で考える、すなわち『脳』で考えるのが上手な賢い人ほど、悩みはつきないのです。

「腸」思考は〝「超」思考〟!?

また一方で、「脳のことはわかったけれど、思考は脳が行うものと思い込んでいるわれわれ人間にとって、〝腸で考える〟と言われても、とても実感が湧かないし、どうすればよいのかわからない」という方もほとんどだと思います。

そもそも私たち人間という生物が「人間」に進化するずっと以前、古代生物は腸という器官そのものだった時代がありました。生物の進化の出発点は腸にあったということもできるのです。

脳を持たない古代生物がエネルギーを補給し、環境に適応し、外敵を避けるために腸はいわば脳のような役割を担っていました。現代人のように悩んでいる暇などない古代生物は腸をアンテナのようにして、生き残りつつ、進化を遂げてきたのです。

もちろん、現代のわれわれにその気が遠くなるような大昔の記憶が残っているわけはありません。しかし、われわれの腸は未だそうした機能をもち続けていることは確かです。

「煩悩《ぼんのう》」という仏教用語があります、大辞林には「人間の心身の苦しみを生みだす精神のはたらき。肉体や心の欲望，他者への怒り，仮の実在への執着」とあります。「煩悩」とはすなわち、煩「脳」といえるのかもしれません。煩悩にとらわれない思考こそ、「腸で考える」ということであり、それは、われわれが人間に進化する前、腸で考えていた古代生物の遠い記憶を呼び覚ますということにほかなりません。

明石家さんまさんは「生きているだけで丸儲け」が座右の銘で、愛娘《まなむすめ》の「IMAL《いまる》」さんのお名前もそれにちなんでいるそうです。この発想こそ、私にいわせれば「腸で考える」です。さんまさんが、あれだけパワフルな笑いを発信し続けているのは、「腸で考える」思考法をすっかり自分のものにしているからだと思います。

私たちも、もう一度、腸の力に思考を委ねてみましょう。

明日受験とか、面接があるとかで、前の夜、不安が募って、眠れなかったり、食欲がなく、何も口に入らなかったりすることがあります。これは脳が不安を掻き立てることで、腸の働きが悪くなるからであり、常に心の状態と腸の状態は連携しているということを示しています。

かつて、腸はアンテナでしたが、いまは脳にその役目をとって代わられています。しかし、脳がアンテナとして機能するようになった期間は、腸がアンテナとして機能していた年月より、はるかに短く、人間の身体を完全に把握しきれていない脳は間違った方向に我々の思考を誘導してしまうことが珍しくありません。

脳がネガティブな思考をするために腸の状態が悪化するのであれば、逆に、腸の状態をよくすれば、脳はポジティブな思考をするようになるのです。

例えば、ものすごく怒っているときや、イライラが高じているとき、甘いものを食べたり、おいしいご馳走を食べたりすると、あれほど怒っていたことや、不満を感じていたことがたいしたことではないように思えてきて、いつの間にか、機嫌がなおっていたというような経験をなされた方もいらっしゃるでしょう。

腸の状態を良好に保つことが脳をリラックスさせ、ポジティブな思考回路を採りやすくさせます。つまり、腸が「煩脳」を超えるのです。この意味で、「腸」思考は〝「超」思考〟といえるかもしれません。

頭のよい人ほど心が安定しない

世間をよ〜く見回してみてください。

頭がよい人、社会の第一線で活躍している人ほど、カッとなりやすく、気難《きむずか》しく、精神的に不安定な人が目立つものです。頭で考えすぎているから、心が安定しないのです。要するに「煩悩」的です。

私もこれまで多くの人と出会ってきました。世間的には人当たりがよく、人気のある人が、裏では非常に上から目線で話をし、スタッフを叱ってばかりいるという光景も、何度も見てきました。

その姿は、あまり幸せそうには見えませんでした。頭でばかり考えていると、幸せはどんどん遠のいてしまうのだと思うのです。

反対に、テレビの画面では毒舌家として知られる一流人が、カメラのまわっていないところでは、出演者やスタッフに心温まる気遣《きづか》いを見せている姿も見ました。

頭で思考することにとらわれないその発想法が、聞く者に多くの気づきを与えるのだと、彼の姿を見ながらその〝腸（超）思考〟ぶりに感心したものです。

「幸せ」のありか知っていますか？

あなたにとって「幸せ」とはなんでしょう。

人によって幸せの感じ方は違います。

幸せを実感しにくい人は、悩みも心のモヤモヤも深く広いものです。

反対に幸せを感じやすい人は、心にモヤモヤを抱えません。

そこでまずは、幸せの感じ方について考えていきましょう。

さて、ここで質問です。人の幸福感とは、何で決まると思いますか。

お金、家族、環境、仕事、恋人、友人など、あなたをとりまくモノや人、環境が、あなたの幸福感を決めているのでしょうか。

いいえ。そうではありません。

あなたの幸福感を決めるものは、あなた自身の中にあります。それは腸です。

あなたの体の中心に大きく陣どっている腸が、人の幸福感をつくっていることが、最近の研究によりわかってきました。

どういうことでしょうか。

人の幸福感をつくるのは、セロトニンというホルモン（内分泌物）です。セロトニンは、脳の中では神経伝達物質《しんけいでんたつぶっしつ》として働き、歓喜や快楽を伝えています。

ちなみに、神経伝達物質とは、脳の中の神経細胞たちの間で、情報を伝え合うために分泌される物質の総称です。

この神経伝達物質の一種であるセロトニンの量が不足すると、人はキレやすくなったり、うつ状態になったりします。幸せを感じにくくなり、「どうして、人生はこんなにうまくいかないのだろう」、「あの人にくらべて、なんて運が悪いのだろう」などと、目の前にあるささやかな幸せにも気づかなくなります。

反対に、脳内のセロトニンの量が多く、活発に働いていれば、幸福感が高まり、ちょっとしたことに不安や不満を感じなくなるのです。

そして、このセロトニンという「幸せホルモン」の材料をつくり、脳へ送り出しているのが、腸だったのです。

最近の研究によりわかってきました。

人の性格は腸が決めていた！

脳内のセロトニン量が著しく減ると起こってくるのが、うつ病です。

この心の病を発症すると、脳内のセロトニン量を増やすために、ＳＳＲＩ（選択的セロトニン再取り込み阻害《そがい》薬）などの薬が処方されます。これは脳内にて分泌されたセロトニンが吸収・分解されるのを抑える薬剤で、その服用によってセロトニンが長く脳内にとどまり、結果的に脳内のセロトニン量が多くなるという理屈です。

ＳＳＲＩが日本で認可されたのが１９９９年。うつ病の特効薬として大変な注目を集めました。この薬を服用すれば、「うつ病は治る」といわれたことさえあったのです。しかし、期待は大きく外《はず》れました。うつ病の人は減るどころか増える一方で、その数は今や１００万人以上にものぼると推計されています。ＳＳＲＩにも頼れないとなれば、結局のところ、精神科医のところで処方される薬は精神安定剤とか睡眠薬と相場は決まっています。

すなわち、薬ではうつ病を治せないのです。そして、人の幸福感をつくることもできません。

つまり、心のモヤモヤは、薬で消し去ることはできないのです。

実は、脳内にあるセロトニン量は、体内中のわずか2パーセントに過ぎません。人体におけるセロトニン量は全体で10㎎ほどです。そのうちの約90パーセントが腸に存在しています。そして腸から、脳を含む体内の臓器に運ばれているのです。

これがどういうことか、おわかりでしょうか。

腸の中でつくられるセロトニンの量が減れば、脳で働くセロトニンも減ってしまいます。それによって、幸福感も薄くなります。さらにセロトニン量が減れば、うつ病を引き起こすことにもなります。

反対に、腸内のセロトニンの合成力を高められれば、脳内のセロトニン量も増えます。それにともない、幸福感を大きく膨らませることができるのです。

セロトニンの量が増えれば、あなたの脳の中の思考回路が変わってきます。ささやかなできごとにも幸福感を覚えられるようになります。そうして悩みやモヤモヤにとらわれないポジティブさが心に備わってくるのです。

人の性格は、往々にして2つに大別されます。ポジティブな人間か、ネガティブな人間か――。この違いは、腸が決めていたのです。

高度に発達した脳が、人をおかしくしている

それではなぜ、脳でばかり考える人は、心にモヤモヤを抱えやすいのでしょうか。

私たちは、人間の脳には驚くべきものがあると教え込まれてきました。

脳は、ただちに正確な判断を下すために、1000億個もの脳細胞が複雑で精巧なしくみを築いています。

そんな脳の働きを賞賛する記事が、新聞にはたびたび掲載されます。科学誌にはニューロン（神経細胞）のネットワークによるすばらしいチームワークについて、驚異的で新しい発見が次々と報告されています。

しかし、その発達しすぎた脳が、人をおかしくしているのです。

生物が脳を獲得したのは、およそ5億年前です。

最初にできた脳は、橋《きょう》や延髄《えんずい》、脳幹、小脳からなる「後脳」でした。ここは、生存に欠かせない呼吸や平衡感覚、さらに警戒心などをつかさどっています。

次にできた脳は、中脳蓋《ちゅうのうがい》と大脳脚《だいのうきゃく》からなる「中脳」です。視覚、聴覚、反射の協調をはかるとともに、眼球の動きなども調節しています。

その次につけ加えられたのが「前脳」です。終脳と間脳とからなり、言語や意思決定にかかわるようになりました。

そして、人の脳の最大の特徴は、巨大化した大脳皮質です。脳の高次機能をつかさどっています。

人間の脳は、こうした4つの脳からできています。

ただし、各部位が融合しているのではありません。もっとも古い脳である後脳の上に中脳がかぶさり、さらに2つの脳の上に前脳が覆い、その上を巨大化した大脳皮質がすっぽり包み込むようにできています。

つまり、私たちの脳は、古いものの上に新しい系統を重ねる形で、何度も上書きされながらつくり上げられた構造物です。

この拙《つたな》い臓器を「技術の漸進《ぜんしん》的な重複」と呼んだ人もいます。

ノーベル経済学賞を受賞したハーバード・サイモン博士は、進化とは「とりあえず満足を得ようとした結果」であると述べています。〝進化〟という観点でみれば、いかに高度に発達しているからといって、現代人の脳の構造は「とりあえずの進化をとげてきた結果」に過ぎないともいえるのです。

「人間の脳とは、地球上の頂点を極める最高傑作」とまでいわれることがありますが、それは過大で、不遜な評価のように思えます。

古い時代にできた脳と、人間になって発達した新しい脳が混在し、うまく連携をとれていないことは事実あり、「とりあえずの進化」として、大脳皮質ばかりを巨大化させてしまった脳が、人の思考をおかしくしているのは確かなことだからです。私たちの脳は、科学がいうほどすごいものではありません。

それが証拠に、脳が深く悩むと、それが人の生命力をそいでしまうことが多々あります。脳が理想ばかりを追い求めると、かえって悩みを生み、不安や不満をつくり出します。そんな大脳皮質がつくり出したよくない信号が、生命や五感をつかさどる脳の働きを停滞させ、病気を起こしたり、生きる気力を奪ったりしてしまうのです。

一方、古い脳しかない生き物には、悩みなどありません。自分が幸せかどうかなど問うことなどなく、したいことをしながら、生命力も旺盛に「今」を生きています。

その姿はなんとも悠々自適で、悩みの多い私たちには、幸福そのものに見えはしないでしょうか。

人は脳をいまだうまくコントロールできていない

人は脳をいまだうまくコントロールできていません。

それにもかかわらず、未完の脳に自分の生き方の答えをゆだねてしまうから、脳を制御できなくなり、暴走させてしまうのです。

人類の脳が未完であることは、生物の進化の歴史を見ても明らかです。脳ができたのは、生物にとってずいぶん最近の話なのです。

反対に人間の腸は、脳が誕生するはるか昔からあり、そして人類の進化とたえずともにありました。

地球上で最初に生物が生まれたのは、約40億年前です。単細胞生物から多細胞生物が生まれ、やがて腸を持つ生物が現れました。

つまり、発生学的にもっとも原始的な臓器が腸なのです。

現在でも、イソギンチャクやヒドラなど腸だけで生きている動物がいます。これを腔腸《こうちょう》動物といいます。彼らは脳や心臓をはじめ、あらゆる臓器を持ちません。口と肛門もわかれておらず、口から入った食べ物を消化し、口から排出するという、腸だけの単純な構造です。

私たちの祖先は、おおもとをたどれば、そうした「腸だけ」の生物なのです。

ニューロンと呼ばれる神経細胞が最初に出現したのも、腔腸動物の腸の中です。脳がない腔腸動物は、腸で判断して生きているのです。つまり、脳がなくても、腸があれば、生物は生命に必要な判断を下せるということです。

この腔腸動物をもとにして、生物は多種多様に進化していきました。それとともに、腸から枝わかれするようにいろいろな臓器がつくられていきます。つまり、すべての臓器のおおもとは腸にあり、脳も腸からつくられた臓器なのです。脳を持つ生物が現れたのは、およそ5億年前のことです。

生物が初めて誕生した40億年前に対し、脳ができたのは5億年前。生物の歴史上、8割もの期間は、生物は脳を持っていなかったことになります。

しかも、人類の生物学的進化の過程でも、腸は人類が誕生するはるか昔からあり、人類の進化と絶えずともにありました。人間の脳は、人類が二足歩行になってから大きく発達した臓器です。

したがって腸は、人間の体と心についてよく知っていますが、歴史の浅い脳は、人がどうすれば健康であり続けられるのか、どうすれば幸せと感じられるかについてよくわかっていないのです。脳は、人間の体にまだなじんでいないということです。

まとめましょう。腸は「人の体はこうなっている」ということを遠い昔からの経験でちゃんと知っています。

しかし、脳は人間のことをまだ十分に知らない状況なので、ときどき勘違いし、暴走してしまうのだと思います。

現在でも、人間の腸には、大脳に匹敵するほどの数のニューロンがあります。腸もまた思考する臓器なのです。その思考力の働きは、野生動物に備わっているすぐれた直感力や感性、客観性にも通じるものがあるともいえるでしょう。

「幸せホルモン」は腸内細菌がつくっている

誰もがうらやむような生活をしていても、幸せと感じられない人がいます。

一方で、日常のささやかなできごとに幸せを感じられる人がいます。

前者は悩みも多く、後者はあまり悩まない人です。

この違いが、腸の中のセロトニンの量にあることはお話しました。

手短かにいえば、腸内のセロトニン量を増やせれば、無駄に悩むこともなく、イライラや不安感にとらわれることのない心が築かれる、ということになります。

では、どうすれば腸内のセロトニン量を増やせるでしょうか。

方法は簡単です。腸の中にすむ共生菌を増やす努力をすればよいのです。その共生菌の名を「腸内細菌」といいます。

悩みが多い人も、心がモヤモヤしやすい人も、うつ病の人も、原因をつきつめて考えるより先に、大事なのは腸内細菌の数を増やすことです。

私たちの腸には、200種、100兆個という膨大な数の細菌がすんでいます。その数の多さは、脳細胞が1000億個、人体を構成する体細胞の総数が37兆個と比べてみれば、一目瞭然でしょう。

幸福感とセロトニンの関係はおわかりいただけたとしても、人の心と腸内細菌とのかかわりは、想像しにくいものであり、にわかには信じがたいものでしょう。しかし、腸内細菌叢《そう》の乱れは人の精神活動を大きく停滞させ、悪化すればうつ病や不眠症だけでなく、自閉症まで引き起こすことが、最近の研究によりわかってきています。

このように、腸内細菌がセロトニンの生成に大きく関与しています。

わたしたちが食べたたんぱく質がトリプトファンという必須アミノ酸に分解されますが、セロトニンは、トリプトファンを原料につくられます。

トリプトファンからセロトニンへの合成は、ビタミン類などの酵素や補酵素の力を借りながら、まずトリプトファンから5‐ヒドロキシトリプトファン（5‐HTP）に、次いで、5‐HTPからセロトニンに変換されるという経路をたどります。

腸ではトリプトファンやセロトニン、そして5‐HTPも作られますが、脳には「血液脳関門《けつえきのうかんもん》」という、妊娠した子宮と同じように、ほとんどすべての化学物質を脳内に入れないようにするガード機能、いわば関所のような装置が備わっており、腸でつくられたセロトニンが脳に入ることはありません。

また、トリプトファンはほかの大分子中性アミノ酸（LNAAs）と同一の輸送経路を使用するため、他のLNAAsと競合して、血液脳関門を通過する量が減少する場合があるといいます。一方、脳に到達した5‐HTPはセロトニンの前駆体《ぜんくたい》であるだけに、当然、トリプトファンよりもずっと効率的にセロトニンに変換します。そして腸内でこうしたトリプトファンや5‐HTPをつくり、脳へ送り出しているのが、実は、腸内細菌なのです。


どういうことでしょうか。

たんぱく質の分解にはビタミンCが必要です。たんぱく質はビタミンCを使って分解されると、アミノ酸という最小分子になります。

アミノ酸の中でも、体内で十分な量を合成できず、栄養分として摂取しなければならないアミノ酸を「必須アミノ酸」といいます。

トリプトファンも必須アミノ酸の一つです。そのトリプトファンから5‐HTPを合成するには、葉酸やナイアシンなどのビタミン類が不可欠です。さらに、5‐HTPからセロトニンがつくられるには、ビタミンB6が必要です。

これらのビタミン群を腸内で合成しているのが、腸内細菌なのです。

人は体内でビタミン群を合成できません。そのため、それらを含む野菜や果物を食べます。ただ、食べただけでは人体はビタミン群を吸収できません。腸内細菌たちが、食べたものからビタミン群をとり出し、合成し、腸から体内に吸収させてくれているから、私たちの体はビタミン群を得られているのです。

そのビタミン群を使って、セロトニンやその前駆体が腸でつくられているのです。

神経伝達物質セロトニンの役目は腸内細菌間がはじまり

「腸内フローラ」という言葉を耳にした方もおられるかと思います。難しい言葉でいうと、「腸内細菌叢」といいます。腸内細菌の生態系を表す言葉です。腸内にあって多様な細菌が集団をつくって群生し、まるでお花畑のように美しいことから、その名で呼ばれるようになりました。

この腸内フローラに群生する腸内細菌の数が多ければ多いほど、そして多様性に富むほど、セロトニンの生成量も多くなります。

そもそも、神経伝達物質の一種であるセロトニンは、腸内細菌間の伝達物質だったのです。

私たち生物は、「腸だけで生活する」時代を長い間続けてきたことはお話ししたとおりです。腸だけで生きられた長い期間を経たあと、脳ができたので、腸内細菌たちや腸内の神経細胞が使っていたセロトニンのうち少しだけを、脳に送るようになったと考えられています。

セロトニンは今も私たちのおなかのなかで、幸福感をつくり出すために働いてくれています。それを証拠にセロトニンは今も人の腸に90パーセントが存在し、脳で合成されるセロトニンはわずか2パーセントしかないのです。その2パーセントのセロトニンが減ってしまうことによって、うつ病やパニック障害が起こってくるというわけです。

コンビニ弁当を食べる人ほどうつ病になりやすい

では、どうすれば私たちは、くよくよ悩んだり、心にモヤモヤを感じたり、不安や恐怖にさいなまれたりといったネガティブな心から、解放されるのでしょうか。

とりわけ大事なのは、腸内細菌のエサとなるものを食べることです。

悩む暇があるならば、まずは、その時間を腸内のお花畑の手入れに費やすべきです。それだけは絶対にやらなければいけません。

腸内細菌のエサになるのは、第一に食物繊維です。

食物繊維は、植物性食品に多く含まれます。とくにワカメなどの海藻類、納豆などの豆類、野菜類、キノコ類に豊富です。

第二に、発酵食品です。発酵食品には、腸内細菌と同種の菌がたくさんすんでいます。腸内細菌は、仲間の菌やその死がいが腸に入ってくると、働きを活性化し、増殖力を高めます。また、仲間たちがエサとしていた溶液は、腸内細菌にとってもよいエサとなるのです。

　第三に、オリゴ糖です。オリゴ糖は、腸内細菌の中でもとくに善玉菌の大好きなエサです。オリゴ糖は、きな粉やゴボウ、タマネギ、納豆、ハチミツ、ニンニクなどに豊富です。オリゴ糖を蜜状にした商品も売られていますが、購入するならば、添加物など含まれてなく、オリゴ糖が100パーセントに近い良質なものを選んでください。

　こうしたものを毎日食べることで、腸内細菌の活動力を高め、セロトニンの分泌量を増やせます。

　反対に、腸内細菌を痛めつけるようなものは避けることです。それは、本文でも述べますが、食品添加物を含む加工食品やファーストフード、コンビニ弁当などです。多数の食品添加物を日常的に食べることで、腸内細菌は少なからずダメージを負います。そうなれば、セロトニンの生成量も減ってしまいます。

　近年、うつ病になる人がとても多くなっています。社会が人にとって生きにくい環境になっていること以上に、食品添加物の過剰摂取が背景にあるのだろうと、私は考えています。

ご自身の食生活をふり返ってみてください。心にモヤモヤを抱えているとき、レトルト食品やコンビニ弁当、ファーストフードなど手軽な食事ですませてはいないでしょうか。スナック菓子やジュース、菓子パンを頻繁に口にしてはいないでしょうか。

食事を変えるだけで、心のありようは驚くほど違ってきます。腸内細菌を育てる食生活を心がけるだけで、心のモヤモヤは驚くほどスッキリと消えていくはずです。

おなかで考えると、逆転の発想が生まれる

次に大事なのは、「あたま」ばかりで考えずに、「おなか」でも考える意識を持つことです。

人にはそれぞれ考え方があり、年をとるほど自分の考え方に固着するようになっていきます。それがときに、まわりの人との摩擦を生み、「なぜ、理解してもらえないのか」「自分が間違っているのか」と悩みや不安をつくり出すことになります。

しかし、覚えておいてください。

自分の考え方に、正しいか間違っているかなどという答えは、出さなくてもよいの

です。考え方は一つだけではなく、多様だからです。人それぞれということです。反対に、他者があなたに語ってくることに、正しいか間違っているかの判定をする必要もありません。相手が「そう思っている」だけのことです。

では、お互いにイヤな思いをしないで、相手と異なる自分の考えを伝えるには、どうすればよいでしょうか。

まずは、相手を受け入れます。この受け入れる心の「ゆとり」を作るのが「腸」なのです。腸が気分のいい時には、幸せホルモンであるセロトニンがたくさん分泌されているので、否定的な発想が出てきません。少々嫌なことがあったとしても、「まぁ、いいか」という楽天的な心理が生み出されます。

受け入れるということは、相手の主張に同調するということではありません。相手が主張する内容には踏み込まず、「主張しようとする態度（行為）を受け入れてあげる」わけです。

相手を言い負かそうとしたり、心ならずも同調することは避け、「そうなんだ。○○さんはそう思ったんだね」と答えればよいのです。

そうすることで、相手の存在や意見を大切にしながら、「私はね。こう考えているんだ」と、お互いの摩擦を避け、次に自分の意見を上手に伝える余裕が持てるでしょう。

相手がそうであるように、「自分が正しい」ことにこだわるのは、脳で思考することばかりにとらわれているからです。

特に腸に元気がないとき、自分の意見だけで突っ走る、いわば脳の暴走が起こりがちです。脳の暴走は、人間関係に過度なストレスを生み出しがちです。腸が元気であれば、ワンクッションゆとりを持って話すことができます。

多くの場合、「自分が正しい」という考えは脳がつくりだしたものに過ぎません。、脳がつくり出した考えに固着しないためにはどうするか、その答えこそ、「おなか」で考えるということです。

腸の思考力の働きとは、野生動物のような直感力や感性、客観性に優れていることは前にお話ししました。

脳がこねくりまわして築き上げた理想を、いったん腸に持っていって思考してみる。すると、逆転の発想が生まれ、考え方に多様性を持たせることができるのです。

脳は「人のせい」にして考えるクセを持つ

脳には「人のせい」にして考えるクセがあります。脳は、ストレスに弱い臓器であるため、ストレスから自分を守ろうとする本能が強く働きやすいのです。

過去に発表された研究で、「自分の失敗を他人のせいにする人は、免疫が高くなる」というものがありました。免疫とは、「病気予防」「自然治癒力」「心の安定」「老化予防・若返り」に働く人体システムのことです。

たしかに、失敗を他人のせいにすれば、その瞬間、脳はストレスを遠ざけられるので、免疫が上がります。しかし、それは一時的な結果に過ぎません。

失敗を他者になすりつけることをくり返すうちに、結局は自分自身が苦しくなっていきます。脳の思考にとらわれ、ネガティブな心が増大するからです。そうなれば、免疫は長期的に落ち、健康を害することになります。

私自身も、悪い出来事は、他人や環境のせいにしてしまうクセのあることを自覚しています。そうすると、一時的に心が軽くなるからです。しかし、それをくり返していると、自分自身の成長につながらないばかりか、他者に頑固になるばかりです。

何か思い通りにいかないことがあっても、他人のせいばかりにしないことです。では、どうしたらよいのでしょう。

それは「おなか」で考えることです。

脳は、「他者」を主語に考えるのが得意です。ストレスの害を負いたくなくて、そうしてしまうのです。

反対に腸は、客観性のある思考をしてくれます。原始的な動物はみな「自分がしたい」と思う心に正直に活動します。自分を主軸に、世界を客観的に見ています。

つまり、原始的な臓器である腸で思考することによって、「自分」を主語にして、「何をしたいか」「どうすれば楽しめるのか」とストレートに物事をとらえることができるのです。

こうして「あたま」と「おなか」、思考する場所を2つ持てれば、考え方に柔軟性が出てきます。すると、多少の困難やイヤなできごとにぶち当たっても、笑って過ごせる柔軟なメンタルを持てるのです。

「逆転の発想」、腸思考法で心をポジティブに

それでは、具体的に「おなか」で考えるとどんな逆転の発想を持てるのか、例をあげてみましょう。

【例1】
あたま：「彼がつまらなそうな顔をしているので、不満を感じた」
おなか：「私が不満を抱えているので、彼がつまらなそうな顔をしているように見えた」

【例2】
あたま：「何度いっても、仕事のミスがなくならないのはどういうことだ」
おなか：「私が仕事のミスについて何度指摘しても、うまく伝わっていなくて悲しい」

【例3】
あたま：「夫の給料が安いから、いつまで経っても貧乏だ」
おなか：「私がどんな工夫をすれば、わが家の家計は潤うだろうか」

【例4】

あたま：「うちの親は、口うるさくて嫌いだ」
おなか：「私が親に必要以上にうるさくいわれるのは、私に幸せになって欲しいからなのだろう」

ここで挙げた「おなか思考」は、一見、自分を責めるマイナス思考にみえるかもしれません。しかし、そうではなくて自分を主体に考えているからです。「相手主語」で考えるかぎり、相手が動かなければいつまでたっても解決法は遠のくばかりです。自分を主語に「おなか」で考えると、悩みに対して自分がどう行動すればよいかが明確に見えてきます。

心理療法の一つに「認知行動療法」というものがあります。マイナス思考になっていると、別の見方や考え方ができなくなります。そこで、ものごとに対するとらえ方（認知）を修正することで、気分や行動を変えていこうとするケア方法です。「あたま」だけでなく「おなか」で考えることは、まさに認知行動療法に通じるものです。腸で思考して逆転の発想を持つことで、考え方がプラスに変わり、悩みに対する解決法の糸口が見えてきます。すると、心のモヤモヤが消え、スーッと楽になってくることでしょう。

「丹田呼吸法」を今すぐはじめて、腸での思考力を高めよう

「おなかで考えるなんて、やったことがないからできないよ」
そう思われた方もいるでしょう。そんなときには、おなかに両手を当てて、「腸ちゃん。あなたはどう思う？」と、問いかけてみればよいのです。両手を当てておなかに目を向けることで、意識をそこに集中させることができます。

また、私は長い間、「丹田」を意識した呼吸法を自らの健康法として行ってきました。この丹田を意識して深呼吸することで、腸思考法はさらに実践しやすくなります。

丹田呼吸法によって、いやおうなく、自分の呼吸に意識が向かうことで、「今、この瞬間の自分」を感覚としてとらえやすくなります。目に見えるものや聞こえるものの刺激に動じることなく、自分の内面に集中すれば、心は安定し、体調も整ってきます。

呼吸をゆっくりして瞑想する方法は、中国で禅宗の修行法として発達し、鎌倉時代に日本に伝わり、日本独自の「禅」として今日に至っています。

余談ですが、禅とは、サンスクリットの「瞑想」に語源があるそうです。「禅」の方法には宗派によってやり方が異なるようですが、静かに長く吸った息を丹田のあたりからゆっくり吐き、吐く息、吸う息に集中する「調息」、「調心」といわれる呼吸法は共通するようです。

さて、丹田とはどこにあるのでしょうか？　だいたいおヘソと恥骨の中間あたりを指します。厳密に「ここだ」というのではなく、「このあたり」と意識できれば十分です。つまり、丹田とは腸が広がっているあたりのことです。

気功の世界では、丹田は気の発電所であり、貯蔵庫といわれています。全身をめぐる気はいったん丹田にたまり、エネルギー変換される重要な場所であるわけです。

腸で思考するときにも、腸に新鮮な空気をたっぷり送り込んであげるつもりで、丹田呼吸法を行ってみてください。

軽く目を閉じて肩の力を抜き、丹田を意識しながら鼻から息をゆっくりと吸います。丹田に空気が行き渡り、おなかが膨らんだら、今度は口から少しずつ息を吐きます。

そうして、脳がつくり出した悩みをおなかに持っていって、自分を主語にもう一度考えてみます。

すると、これまでと違った考え方に目を向けられるはずです。

本書では、ストレスの多い現代を生きる人が抱えやすい悩みを、腸と腸思考法の力で解決する方法を探っていくことにしましょう。

腸思考法が、あなたの心を軽くし、柔軟な生き方をする手助けになれば幸いです。

第1章

「性格」を変えたいなら、食事を変えなさい

Q1 すぐにイライラしてしまう。こんなイヤな性格を変えられますか?

A 性格を変えたいならば食べるものを変えること。まずは食物繊維をとりなさい。

私はこれまでに70カ国以上の国々を巡ってきました。今も1年に数回、インドネシアやフィリピンなどの東南アジアに医療調査に出かけています。

海外での暮らしに慣れた私ですが、渡航してしばらくするとイライラしてくることがあります。なぜでしょうか。ふだん食べているものが食べられなくなるからです。

腸内フローラは、食べ物や環境の変化でいとも簡単にバランスを崩します。食事を変えるだけで、24時間以内に変化が起こってくるのです。

腸内フローラが乱れれば、ビタミン類の合成が十分にできなくなります。そうなれば、幸せホルモンであるセロトニンの分泌量も減ってしまいます。イライラする気持ちはそこから吹き出します。

つまり、あなたが「イライラしやすい」と感じている性格は、実は腸内細菌の不足から生じているものなのです。

このことは、最近の研究によっても明らかになっています。

スウェーデンのカロリンスカ研究所とシンガポールのジェノーム研究所の研究チームは、ふつうの腸内細菌叢（つまり腸内フローラ）を持つマウスと、細菌叢を持たない無菌マウスを用意し、それぞれの成長を観察しました。

結果、無菌マウスは、成長後、攻撃的になり危険をともなう行動を示しました。

次に、2つのグループの無菌マウスに、成長初期と成熟後、それぞれ腸内細菌を与え、両者にどのような違いが現れるか比較しました。その結果、成長初期に腸内細菌を与えられたマウスは、成長するとふつうのマウスと同じような行動を示しました。

これに対し、成熟後に腸内細菌を与えられたマウスは、腸内細菌がまったくいない無菌マウスと同じように、攻撃性の強い性格になったのです。

この研究の中心となったR・D・ヘイジ博士やS・ペターソン博士たちは、腸内細菌が脳の発達や性格に影響を与えていると結論づけています。

また、彼らは、無菌マウスの脳では、セロトニンなどの神経伝達物質の量が少ないことも明らかにしています。さらに、腸内細菌が伝達物質そのものに影響するだけでなく、脳内の情報伝達のシステムにも影響を与えている可能性も述べています。

セロトニンとは、歓喜や快楽を伝える神経伝達物質で、幸福感をつくる「幸せホルモン」です。イライラしやすい、怒りっぽいと、自分の性格に悩む人は多いでしょう。そうした短気な性格は、セロトニンを増やすことでいくらでも変えられるのです。

そのためには、腸内細菌を増やすことです。

腸内細菌のいちばんのエサは、食物繊維です。食物繊維には水溶性のものと不溶性のものがあります。

腸内細菌の好物は、水に溶けるとゲル状になる水溶性の食物繊維です。納豆やメカブ、オクラ、山芋、モロヘイヤなどのネバネバ食材、海藻、コンニャクに豊富です。

一方の不溶性の食物繊維は水を含むと膨張し、腸内の不要物をからめとりながら排泄させる作用を持ちます。玄米などの全粒穀物、豆類、キノコ類、野菜類に豊富です。このような不溶性の食物繊維は腸内細菌の住む環境を整えます。また、食物繊維は便秘を改善する効果もあります。腸に便を溜めこまず、どんどん出してスッキリさせること、これが心もスッキリさせることにつながります。

こうした物をしっかり食べることが、腸を鍛え、腸の風通しをよくし、心を整える第一歩になるのです。

【腸思考法】

あたま：「あの人の言動は、私をいらだたせてならない」

おなか：「私がイライラしやすいのは、腸内細菌が足りてないからだ」

Q2 すぐにカッとなってしまう。キレやすい性格をなんとかしたい。

A ジュースやスポーツドリンク、缶コーヒーなどあまい物をやめましょう。2週間後には穏やかな心がもどるはずです。

ちょっとしたことでキレる人を見かけることが多くなりました。

相手のわずかなミスに激高し、責め立てる人もいます。怒ることで、まるで自分のストレスを発散させているようです。溜まっていた日頃のストレスのせいと片づける前に、食生活を考えてみる必要がありそうです。

キレやすい人には、ある特徴的な嗜好があります。実は、清涼飲料水やスポーツドリンク、缶コーヒー、缶に入ったあまいお酒をよく飲んでいる人が多いのです。スイーツやスナック菓子、炭水化物を好物とし、よく食べる人も怒りっぽい傾向があります。

岩手大学名誉教授で臨床心理学者の大沢博博士は、近年多く見られる青少年の凶悪犯罪は、「砂糖依存の食生活からくる低血糖」が原因であると述べています。

砂糖依存に陥っている人は、大人も子どもも、無自覚のまま、ジュースやスポーツドリンク、甘いお菓子を口に入れています。血糖値を上げているのです。そうすれば心身を安定した状態に保てるからです。

ところが、たまたま低血糖になったときに、都合よく糖分の補給ができないと、精神のバランスが乱れてカッとし、イライラしやすくなります。その感情が高ぶったとき、最悪の場合、凶悪犯罪を犯してしまうのだろうと、大沢教授は述べています。

血糖値とは、血液中のブドウ糖の量のことで、正常値は空腹時110mg/dl以下。それ以上に高い状態が続くと糖尿病に移行します。

反対に、低い値が続けば低血糖症となります。血糖値が50mg/dl以下になると、イライラしたり、怒りや眠気、疲労感が出てきて、気分がうつ状態になります。そして

40mg／dl以下になると、意識を失ってしまいます。

低血糖症は、脳がエネルギー源を主にブドウ糖に頼っているために起こる現象です。体はブドウ糖を脂肪に変換して蓄えておけますが、脳はそれができません。常に、血液から供給されるのを待っている状態です。血糖値が安定しないと、当然ながら、脳へ送られるブドウ糖量も安定しないことになります。

結果、脳の働きにも影響が及びます。ブドウ糖の量をコントロールするインスリンというホルモンのバランスも崩れます。こうなると、心の中の不安感が増長されて、恐怖心にかられるようになり、場合によっては凶暴性が増してしまうのです。

ではなぜ、砂糖依存の食生活がキレやすい心をつくるのでしょうか。

あまい飲み物やお菓子、白米などの白く精製された炭水化物をとると、血糖値が急激に上がります。すると、ブドウ糖を体細胞にとり込むために必要なインスリンが、膵臓《すいぞう》から急速に分泌されます。

すると、インスリンが働き過ぎて、今度は血糖値が急速に下がります。低血糖になるのです。そうなると、脳へ届けられるブドウ糖の量が減り、イライラや怒り、不安、集中力の低下、強い眠気、うつっぽい症状などが引き起こされるのです。

キレやすい心を直したいならば、清涼飲料水や缶コーヒー、あまいお酒、スイーツ、スナック菓子、菓子パンなどをポイポイ口にすることをやめることです。最初は、つらいでしょう。それでも2週間がんばってください。2週間あれば、脳のブドウ糖依存はだいぶ解消されていきます。そうなれば、心に穏やかさがもどってくるはずです。

【腸思考法】

あたま：「今日もキレてしまった。怒りっぽい自分に嫌気がさすなぁ」

おなか：「今日もキレてしまった。缶コーヒーとスポーツドリンクをやめよう！」

Q3 何もかもうまくいかず、クサってます。
「人生をやめたい」と思うことが多くなりました。

A 人生イヤになったら
ちょっとだけよい天然水を買って
チビリチビリと飲みなさい。

「1日あたり平均80人以上」。いったい何の数字かわかりますか。
自ら命を断ってしまう日本人の数です。日本人の自殺率は先進国でもとくに高く、日本における死因の6番目にもなっています。
物質的な豊かさは世界有数で、一見すると幸せに満ちているように見えるこの国で、なぜ自殺する人が多いのでしょうか。

動機には健康問題（病気）、経済・生活問題（貧困）、家庭問題、勤務問題（人間関係）があるとされます。しかし、それらが根本的な問題点といえるのでしょうか。

『メキシコ人はなぜハゲないし、死なないのか』（文春文庫）というおもしろい本があります。著者の明川哲也さんは、そのなかで「日本人が自らよく死に、メキシコ人が死なない」理由を詳しく述べています。とくに興味深いのは、食物繊維を多くとっているメキシコでは自殺率が低く、逆に食物繊維の摂取率の低い「便秘大国」が、おしなべて自殺大国だったのです。

食物繊維は腸内細菌のエサとなって、腸内フローラを豊かにします。すると腸の働きがよくなり、免疫力が高まります。なぜ、腸がよくなると、免疫力も高まるのでしょうか。実は、免疫力の約70パーセントは、腸と腸内細菌がつくっているのです。

免疫力を一言でいえば、「生きる力」です。免疫力の高さは、生命力の強さと心の力の強さを決めています。

「人生がイヤになった」と思うのは、生きる力が低迷しているからです。免疫力が低下しているのです。そんなときにこそ、食物繊維を積極的にとって腸内フローラの育成に専念しましょう。それだけで、「人生をやめたい」気持ちは消えていきます。

さらに生命力を高めるために、大事なものがあります。飲み水です。

「人間の命の原点は『水』であることを忘れるな」

鎌倉時代初期を生きた道元禅師はそう語っています。飲み水は、命の原点なのです。

人間の体は、約6割を水が占め、毎日2・5リットルの水を出し入れしています。

体内の水分のうち、わずか1〜2パーセント減っただけで、意識レベルの低下が起こります。覚醒レベルが低くなり、頭がボーッとしてくるのです。

また、水は多様な作用を体に及ぼすだけでなく、心にも影響します。水には「覚醒」と「鎮静」という2つの作用があるからです。

気分が鬱々としているときには、コップ1杯の水を一口ずつゆっくり飲んでください。覚醒作用が働き、気分がスッキリします。イライラ、カッカッしている際にも、同じように水を飲みましょう。鎮静作用が働き、心に落ち着きがもどるでしょう。

ただし、水であればなんでもよいわけではありません。水道水など殺菌剤を含む水は、腸内細菌に少なからずダメージを与えます。生《ナマ》で飲んではいけない水です。

最良の水は、腸内細菌を元気にしてくれる「生きた水」です。具体的には、加熱殺菌などしなくても飲める「非加熱」で「アルカリ性」、地下深くから湧き出た「鉱泉水」

「鉱水」「温泉水」などです。こうした生きた水を毎日飲むだけでも、腸の働きはよくなり、免疫力が向上し、生きる力が体の底からコンコンと湧き出してくるでしょう。

【腸思考法】

あたま：「人生うまくいかない。生きるのがつらい」

おなか：「人生うまくいかない。腸によい水を飲んで、生命力を高めよう」

Q4 最近、心から笑っていない自分に気づきます。
まわりは楽しげに笑い合っているのに
心から笑うことができません。

A 快楽とやる気のホルモンは乳酸菌で増えます。
菌が生きている味噌汁を
毎日食べることから。
まず、「おいしい！」笑顔から始めましょう。

最近の日本人を見ていると、心から笑い、楽しんでいる人が少なくなっているように感じます。

笑いや「楽しい」「うれしい」という感情には、ドーパミンという「幸せホルモン」

の神経伝達物質が関与しています。セロトニンがトリプトファンというアミノ酸から合成されるのに対して、ドーパミンはフェニルアラニンやチロシンというアミノ酸から合成される神経伝達物質で、いわば脳内で働く、いい意味での覚醒剤のようなものです。これが脳の中で増えると、「快」の感情が大きくなります。

笑ったり、おいしいと感じたり、恋愛でときめいたり、性的交渉で気持ちよいと感じたり、快楽に関することには、すべてドーパミンが関係しています。

これを逆に考えてみてください。働きのよいドーパミンを脳内に増やせれば、日常のできごとに「快」の感情が自然と湧いてきて、喜びを感じやすくなります。

しかも、やる気も大きくなるでしょう。というのも、ドーパミンは、やる気や気力にも作用するホルモンなのです。

この快楽とやる気のホルモンもまた、その前駆体を腸内細菌たちがつくり出しています。つまり、「心から楽しいと思えない」「やる気が湧かない」という性格は、腸内フローラの貧弱化の現れともいえるのです。

ではどうすれば、心から笑えるようになるでしょうか。ここでも大事なのは、性格や思考を変えたいならば、まず食事を変えることです。

私の友人で中国科学院の金峰教授はブタに乳酸菌を飲ませる研究をしています。すると、いろいろな病気が治り、肉質もよくなったといいます。何より目立ったのは、ブタの性格が落ち着いたことです。乳酸菌が、ドーパミンやセロトニンなどの幸せホルモンの前駆体を脳まで送ったためだと金峰教授は語っています。

同じように、母乳をよく飲む赤ちゃんはスヤスヤとよく眠ります。母乳によって増殖した腸内の乳酸菌が、ドーパミンやセロトニンなどの幸せホルモンを増やし、「快」の感情を高めたからと考えられます。

反対に、うつ病や自閉症の人たちの多くは、好きなものばかり食べてしまう傾向が見られます。すると、腸内細菌の種類が少なくなり、乳酸菌も減って、幸せホルモンの合成がうまくできなくなります。こうなると、笑うことも楽しいという感情も湧きにくくなってしまうのです。

腸内細菌には、「善玉菌」「悪玉菌」「日和見菌」と呼ばれる3つのタイプの菌たちがいます。乳酸菌は、善玉菌の代表格です。乳酸菌の活動が活発化すると悪玉菌が減って、腸内環境が非常によくなります。

乳酸菌には数千種類もあり、どんな種類をどのくらい持っているかは人によって異なります。腸内細菌は、仲間の菌がやってくることで働きを活性化させます。日本古来の発酵食品には、日本人の腸に古くからすみついている細菌が数多くいます。しかも、味噌やぬか漬け、塩麹《こうじ》などに含まれる植物性乳酸菌は、胃酸に強い性質を持ち、生きたまま腸に届いてくれるのです。

心から笑えるようになりたいならば、まずは、菌が生きている味噌でつくった具だくさんの味噌汁を、毎日食べることから始めてみてはいかがでしょうか。

【腸思考法】

あたま：「心から笑えないのは、おもしろいことがないからだ」

おなか：「心から笑えないのは、乳酸菌が足りていないからだ」

Q5 自分だけマジメに頑張っているようで、イライラしてストレスがたまります。

A 「こうあるべき」と堅苦しく考えないで。人生を楽しくするには日和見菌の生き方にならうことです。

これまで腸内細菌の世界は、培養できる菌のみで語られてきました。

ところが、遺伝子解析とコンピューターの進歩によって、すべての細菌類が持っている遺伝子の配列から、細菌を同定できるようになりました。また、腸内フローラの遺伝子の組成も調べられるようになっています。

こうした最新の検査方法によって、これまで知られてこなかった腸内フローラの実態が明らかになってきたのです。

その1つが、腸内フローラにおける最大勢力は、善玉菌でも悪玉菌でもなく、日和《ひより》見《み》菌だったことです。

また、腸内フローラの組成は、個人を識別できるほど、1人ひとり違っていることもわかりました。そしてさらに驚くのが、生後1年のうちにできあがった腸内フローラの組成は、生涯変わらないということです。

ではなぜ、腸内フローラの組成は変わらないのに、腸内環境が善玉菌優位になれば体調がよくなり、悪玉菌が優位になると体調が悪くなるのでしょうか。

それは、「個々人の腸内フローラは、一生変わらないけれど、日々変わっている」からです。このナゾを解くカギは、腸内細菌の最大勢力である「日和見菌」にあります。

日和見菌には、その名の通り、ことの成り行きをうかがって、優位なほうの味方をする性質があります。善玉菌が少し増えるといっせいに善玉菌に協力し、逆に悪玉菌が少し増えると、なだれを打って悪玉菌に協力するのです。

つまり、腸内細菌の大半を占める日和見菌が、どちらに味方するかによって、私たちの体調はまったく違ってくるというわけです。

この日和見菌の性質は、人間社会にも通じるものがあるなぁ、と私は常々感じています。欲のない善人だけでは、人間の社会は成り立ちません。もちろん、悪人だけでも成り立ちません。重要なのは「日和見をする人」の存在です。

「日和見」は定見を持たず、勝ち馬に乗ろうと機会をうかがう姿勢のことで、否定的な意味で使われることが多い言葉ですが、私は決して「日和見」が悪だとは思いません。それどころか、この日和見菌のように生きていきたいとさえ思うこのごろです。

そもそも、完全で絶対的な「善」や「悪」はこの世にありません。善や悪の概念は、社会の状況に応じて変化しています。その社会の情勢を決めているのが、最大勢力を誇る「日和見をする人」たちなのです。

完璧を目指せば、生きるのが苦しくなります。善と悪の判断基準は、どの集団に属するかによって変わりますし、人によってもまったく違ってきます。

そうした中で、自分が正しいと固執し、それを相手にぶつければ、周囲と確執が生じ、つらくなるだけです。そこからよい関係が生まれてくるはずはありません。

それよりも、自分が「日和見」のような存在であると自覚しながら、「日和見」的な生き方をするほうが、ずっと楽に生きられます。

自分もさぼりたいならさぼればいいし、やるべきことをさっさと終わらせたいならばがんばればいい。どちらに日和見するのかは、自らの正直な気持ちにしたがえばよいだけです。そんなふうに、日和見に生きてもいいじゃないですか。
「こうあるべき」と堅苦しく考えず、そのときそのときの流れにまかせて肩の力を抜いていきましょう。

【腸思考法】
あたま：「私はこんなにがんばっているのに、あの人はさぼってばかりでずるい」
おなか：「たまには休憩したいな。人生息抜きが大切。あの人みたいにちょっとさぼっちゃおう」

Q6 他人の活躍を見るたびねたましく、自分だけ貧乏くじで、ついてなさがむなしくなります。

A 自然の中で育《はぐく》まれたものを食べること。それだけで人生は変わっていきます。

私もかつては、ねたみやひがみの強い人間でした。仲間が教授に褒められると、笑顔で「おまえはすごいな」とたたえながら、心の中では地団駄を踏んで悔しがりました。仲間が教授に叱られているのを見ると、一人そっとほくそ笑んでいました。

こんな私が変わったのは、世界70カ国をめぐる旅を続け、多様な考え方や生活、文化にふれたことが大きかったと思います。とくに20代後半に初めてインドネシアに行き、半年間を過ごした経験は、今も私の考え方の指標となっています。

1960年代の日本は、東南アジアとのラワン材貿易がさかんで、商社や企業がだれを打って現地のジャングルに入り込んでいました。しかし、そこではマラリアや腸チフス、アメーバ赤痢などの熱帯病が蔓延《まんえん》していました。

これらの病気について、日本の一般の医師に知識がなく、多くの駐在員が亡くなっていました。誰か熱帯病のわかる医者が必要だと伝染病研究所に相談があり、そこで研究をしていた若き私に白羽の矢が立ったのです。

私の住まい兼診療所は、カリマンタン島（ボルネオ）のタンジュン村の川べりにありました。また、孤島で木材を伐採《ばっさい》している駐在員の検診のために、いろいろな孤島にも訪れました。

ある孤島へ行ったとき、台風の影響で船が1カ月ほど来られなくなったことがあります。食糧はまもなく底をつき、魚を釣ったり、山でタロイモを掘ったりして、生き抜くための食糧をみなで必死になって集めました。

そうしたサバイバルな環境では、小賢《こざか》しい腹芸など通用しません。役職や立場も関係なくなり、自分をさらけ出して裸のつきあいをするしかないのです。

そんな生活の中で、私は「あるがままに生きる」大切さを身をもって知りました。自分自身で物事を判断し、自分で問題を解決すること、自分のあるがままを感じ、そのあるがままを率直に受け入れることが、自分らしく生きる方法だと実感したのです。それは他人の「あるがまま」を認めることでもあります。「わがまま」とは、他人の「あるがまま」を受け入れようとしないことなのです。

そうして「あるがまま」に生きられるようになると、他人と自分を比べ、他人の成功をうらやんだり、他人を卑下《ひげ》したりすることが、人生になんの意味もなさないこととわかるようになりました。


私たちの細胞は、1万年前から変わっていないことがわかっています。1万年前とは、人が裸に近い姿でジャングルや野原を駆け回り、食糧を得ていた時代です。それはまさに、私がインドネシアの孤島で経験したサバイバルな日々と同じでしょう。

自然の中で育まれた野菜や果物、魚を食べることが、人間としての「あるがまま」です。そうした「あるがまま」の食事をしていると、心が満たされ、他人をうらやんだりねたんだりする気持ちは消えていくものです。

人間として「あるがまま」の食生活を大切にすることも、人の心を豊かにする一つの方法です。特に、人の手を加えていない自然食がいいでしょう。ジャングルに住んでいる人たちは、都会人のような生活習慣病も遠い存在ですし、うつ病など心の病気にもならないことが知られています。

野性の食材を、素材の味を生かした料理法で食べるような素朴な食事が、人の心を素朴に穏やかにし、体を健康にしてくれるのです。羊や牛の手を加えない自然なミルクもよく飲みます。太陽とともに起き、日が沈むとともに休息するという原始的な生活もよいのでしょう。

反対に、バランスの悪い食事や、保存料などの食品添加物の入った食品ばかり食べていると、体内に硫化水素《りゅうかすいそ》という神経毒が生じてきます。それが人の心理にも悪影響し、ネガティブな考えを持ちやすくさせることを覚えておいてください。

【腸思考法】

あたま：「あの人は仕事も恋もうまくいっていて、うらやましい」

おなか：「大器晩成、私はまだまだこれから。心と体によいものを食べてがんばろう」

第2章

「おなか」で考えれば、人間関係のストレスは消える

Q1 会社の最大の悩み、上司とどうしてもうまくいかず、仕事を辞めたいと悩んでいます。

A 仕事を辞める前に「おなか」で考える練習をしてみましょう。

私は思考するとき、「あたま」だけで考えるのではなく、「おなか」でもとらえるようにしています。これが「腸思考法」です。「おなか」で再考することによって、ものの見え方はまるで違ってきて、逆転の発想を起こせるのです。

それではなぜ、思考を脳だけに任せておいてはいけないのでしょうか。その理由を考えるために、一つ実験してみましょう。

「悩」。この漢字をしばらく見続けてみてください。1つのまとまった漢字がバラバラにほどけていき、不思議な形の組み合わせに思えてきませんか。

このように、本来は全体性を持った一つの構造（Gestalt, 形態）から全体性が失われ、バラバラに認識され直す現象を「ゲシュタルト崩壊」といいます。

毎日の暮らしの中で、私たちは多くの情報を得ながら生きています。膨大な情報の一つ一つは脳の中で意味づけられてヒモづけられ、一つのグループとなって記憶されています。そのほうが必要な情報を引き出すのに脳が便利だからです。一つのヒモを引っ張れば、芋づる式につながった記憶を同時に引き出すことができるのです。

ただ、その際に、思いもよらないことが起こります。記憶が脳にしまわれるとき、そのときの感情までもつなげて記憶されてしまうのです。

ある出来事が起こった際、脳は過去の記憶から似たような状況を探し出します。その際、記憶につながった情動も自動的に引き出されます。それが喜びであればよいのです。しかし、脳という臓器は、不安や不満、悲しみなど、悪いことほど強く記憶してしまう性質を持っているのです。

困難なできごとに遭遇したとき、「自分にはできない」と感じてしまうのは、過去のつらかった記憶が、今そこにある困難に投影され、不安を増大させてしまうからです。

あなたが、「上司とうまくいかず、仕事がイヤでしょうがないので辞めたい」と思い悩んでいたとします。「上司は怒ってばかりいる」という記憶と、「仕事がうまくいかなかった」という記憶がヒモづけられ、会社という場所があなたにとってストレスの温床のように感じられてしまっているのでしょう。

このように、脳は記憶をどんどんヒモづけていき、不安を大きく膨らませるのが得意なのです。悩みがあるとき、脳だけで思考していると、悪いことばかりに目を向けてしまうのは、そのためです。だからこそ、思考を脳だけに任せてはいけないのです。

そんなときほど、腸思考法とゲシュタルト崩壊が役立ちます。

「悩」という字をしばらく見続けたときのように、悩みの問題点を「おなか」思考でぼんやり、ゆっくり、しかし、集中して見つめ、「上司とうまくいかない」＝「仕事のミスへの恐怖や不安」＝「会社を辞めたい」とのヒモづけをまず切り離します。ゲシュタルト崩壊を起こすのです。簡単にいうと〝切り離し認識法〟とでもいいましょうか。
すると、「イヤな上司」と「自分がするべき仕事」と「会社」が、それぞれ別々の独立した存在に見えてきます。全体像を眺めてしまうと太刀打ちできないと感じてしまうことも、1つ1つにならばアプローチできるものです。あのデカルトの名言「困難は分割せよ」とはまさにこうした作業を指しているのでしょう。
そうして、すべてを上司のせいにせず、自分を主語にして考えれば、心が軽くなる方法を探し出せるでしょう。心が軽くなる方法を探し出してみてください。これがすなわち、「おなかで考える」ということです。

【腸思考法】

あたま：「上司に怒られてばかり。もう、こんな会社やめてしまいたい」

おなか：「まずは上司より仕事しっかり、に目を向けよう。そのうち、イヤミな上司を気にしていない自分に気づく」

Q2 まわりに溶け込めず、ひとりぼっちになることにひどく不安を感じています。

A 孤独への不安は、脳が自分勝手につくり出した実体のない感情です。

孤独を恐れるのは、人間にとってあたりまえの感情です。

「愛着理論」を提唱した心理学者ジョン・ボウルビーは次のように述べています。

「群れから孤立すること、とりわけ幼い頃に自分の保護者から引き離されることは、途方もない危険をはらんでいる。したがって、どの動物も孤立を避け、仲間との近接を維持する本能を持っている」

彼によれば、人間は身体的な痛みを感じるおかげで危険を避けることができるといいます。孤独は身体的な痛みではなく、いわば社会的な痛みではありますが、これを感じるおかげで孤立したままになる危険を避けることができるというわけです。

もし、私たちが孤独感を慢性的に感じるのであれば、常に体に痛みを覚えながら生きていくのと同じことになります。その大変なストレスを避けるために、孤独を嫌うことは遺伝子にもインプットされています。これによって、人はどうしても孤独を嫌い、避けようとする生き物なのです。

しかし、よく考えてみてください。この「仲間といれば安全」というのはあくまで野生動物の一種として生きてきた環境の下でつくられた本能的な意識であり、せいぜい、農耕民族として「村」を形成して、共同生活をしていた時代までの話です。

現代社会では、群れから離れたといって外部から襲われる危険はほとんどありません。村社会から外れたといって、食糧を得られなくなることもないでしょう。それにもかかわらず、孤独を極端に恐れてしまうのはなぜでしょうか。

脳が「孤独→寂しい→悲しい→かわいそう→かわいそうと思われている自分が恥ず

かしい」というヒモづけをしてしまっているからです。「孤独への不安感」がマイナスの情動と脳の中で結びついてしまっているのです。

そんな不安感を増長させているのが、社会です。日本社会には、孤独への不安感をあおり、笑いものにする悪い流れがあります。最近では新しい言葉もつくられていま す。「クリボッチ」とは「クリスマスを1人で過ごす人」で、「キョロボッチ」は「慣れない場所で、知っている人がいないかキョロキョロする人」のことだそうです。

おわかりなったでしょうか。孤独を嫌う気持ちは遺伝子にインプットされているものですが、現代社会においては「孤独への不安感」に実体はないのです。

さあ、ここで腸思考法の出番です。脳が実体のない不安をつくり出したら、おなかに手を当て、腸に新鮮な空気を行き渡らせるつもりで深呼吸をしてください。

そして、前項でお伝えしたゲシュタルト崩壊を試みてください。

現代社会に生きる私たちにとって、孤独であることは、寂しいことでも悲しいことでもなく、ましては恥ずかしいことなどではありません。むしろすばらしいことです。

日本を代表する芸術家の岡本太郎さんは、「孤独に生きるということは、人間全体として生きることなんだ」という言葉を残しています。建築家の安藤忠雄さんは「多数に追随すれば、必ず自分を見失う」と述べています。

現代社会は、孤独がほとんど死への恐怖とイコールだった原始時代とは異なり、安心して孤独を楽しめる世界です。孤独を恐れない心こそが、他人の評価を気にせず、好奇心のおもむくまま、やりたいことに挑戦する行動力を養えます。

【腸思考法】

あたま：「一人ぼっちでいると、寂しい人と思われそうで恥ずかしい」

おなか：「人にどう思われるか気にしなければ、ボッチほど楽しいことはない」

Q3 会社でいじめられています。
まわりからはじかれてしまうのは、
自分が「ダメ人間」に思えてつらいです。

A 腸で思考すれば
自分がダメ人間でない
ことがわかります。

私も、小学・中学時代にひどくいじめられた経験があります。

当時、私は国立の結核療養所の官舎に住んでいました。医者である親父がそこの所長をしていたからです。

結核が「不治の病」といわれていた時代です。病原巣《びょうげんそう》のようなところから、ヒョロヒョロした少年がやってくるのだから、いじめの標的になってしまったのです。

教室に入るなり、クラスのみんなが私をはやしたてる歌を大合唱し、帰り道ではガキ大将に待ち伏せされては追いかけられました。棒でたたかれたり、松ぼっくりを投げつけられたりなどはいつものことで、川に落とされて死にかけたこともあります。

ただ、不思議と卑屈になったり、「死にたい」と思ったりしたという記憶はありません。

そこには2つの理由があったように感じます。

一つは、学校以外に自分の世界を持っていたからです。結核の療養所は、人気のない田舎にありましたから、家の周りには自然があふれていました。帰宅すると、私は日が暮れるまで自然を相手に夢中になって遊び、学校での出来事を忘れました。

また、家で飼っているヤギも私の心の居場所となってくれました。いじめられて泣きながら家路をとぼとぼ歩いていると、まだ私の姿も見えないはずのヤギ小屋から、私の帰りを喜んでいる鳴き声が聞こえてくるのです。

「自分よりも弱い生き物がいる。自分を頼ってくれる存在がある」と思えることが励みとなり、ひどいいじめを受けても、生きる勇気を忘れずにすんだのだと思います。

もう一つの理由は、いじめっ子への仕返しをあれこれと考えることで、いじめへの恐怖心を拭《ぬぐ》っていたように思います。

悪ガキたちを肥溜《こえだ》めに落としたこともあります。朝早起きして肥溜めの上に草を敷いて隠し、そこに悪ガキたちを「おまえの母ちゃんデベソ」と歌いながらおびき出したのです。あまり真似されてほしくない仕返しですが、悪ガキたちのウンコまみれの姿を見たときの快感は、今も覚えています。

壮絶ないじめの体験でした。でも、この経験が私に孤独を恐れない心を築いてくれたのも、また事実です。「群れをなすことが必ずしも安全ではない」という大事なことにも気づかせてくれました。大勢で群れていると、多数意見に流されて人の心を傷つけても疑問を覚えなくなります。

そのクセ、自分が群れから外されることを極端に恐れるようになり、自分の好奇心にしたがって生きることができなくなるのです。

群れが存在するためには、まず団結が必要であり、そこに掟が生まれ、排他《はいた》意識が強くなり、よそ者や異質な者を排除しようとする力が働いてくるからです。

いじめが横行する群れからは、早く離れることです。しかし、仕事となると経済的な問題もあり、簡単ではないでしょう。それならば、会社の外に心地よいと思える居場所をつくり、会社では孤独を恐れず、他人の評価を気にしない勇気を持つことです。そしてときには、ユーモアたっぷりのプチ仕返しをしてもよいではないですか。自分を「ダメ人間」と思ってしまうのは、「あるがままの自分」を見失っている証《あかし》です。集団の中で孤独を恐れ、自分を押し殺して生きていると、他人の評価が自分の価値のように思えてくるときがあります。

そんな実体のない不安は、脳がつくる生命力を奪う思考です。そんなときこそ腸で思考してください。「あるがままの自分」の価値は、自分でつくりあげるものであって、他人が決めることではないのです。

ちなみに、腸の元気な人と弱っている人を観察してみてください。腸で人間を分類したとき、見た目では判断できないような別の見方ができるものです。たとえば、腸で人間観察をすると、「1人→寂しい」でなく、「1人→自由を楽しめる」と思えてくるからです。

【腸思考法】

あたま：「私がまわりからいじめられるのは、私がダメな人間だからなのかな」

おなか：「孤独を楽しむ。群れから外れれば、好奇心のままに生きられる」

Q4 人の陰口や悪口ばかりいう同僚にイヤ気がさします。聞いてるこちらまで不快で、一緒にいると、ストレスがたまります。

A ストレスはガンを呼びよせますが、笑いは腸の健康と免疫力を増進させます。

人の脳は、7~8割がネガティブな考え方をするといわれます。悪口をいう人は、ほとんどが話し好きです。一見、明るい性格のようにも感じますが、実は「考える」ネガティブ思考にとらわれているのでしょう。腸で思考することなど、まだ気づいていないのです。こうした人とは、同じ土俵で会話をしないことです。ストレスがたまるだけです。

「人は1人のときより、他のだれかと一緒にいるときのほうが30倍よく笑う。1人のときのほうが圧倒的に笑う量が少なく、2人以上いればお互いの存在が相乗効果となって、より長く大きく頻繁《ひんぱん》に笑う」

そういったのは、心理学者のロバート・プロバインです。しかし、一緒にいるのは誰でもよいわけではありません。自分の好きな人、居心地がよいと感じられる人でないと、笑いの相乗効果は得られないのです。

では、人の悪口が大好きな人と一緒にいると、どれだけの影響が心身に現れるのでしょうか。

私はそのことを知りたくて、自分の体を使って実験してみることにしました。悪口を酒の肴にし、チビリチビリ飲んでは、愚痴ばかりこぼす知人がちょうどいたので、彼を誘ってお酒を飲みに行ったのです。

案の定、彼は「自分は正しいことをいっている」というような顔で、人の悪口を延々と話し、「藤田先生もそう思うでしょう?」と同意を求めてきました。「よく話題がつきないなあ」と心の中でがまんしつつ、笑顔で適当なあいずちを打っていたのですが、

2時間近く経つと、心も体もぐったりとしてきました。

そこで、「明日も早いから」と店を出て、研究室に戻って血液検査を行いました。結果は、ナチュラルキラー（NK）細胞の活性が極端に低下していました。NK細胞とは、免疫システムの主力部隊のような存在です。この細胞の活性が落ちれば、免疫力が低下して、病気を起こしやすくなります。

NK細胞の活性は、心の状態に連動します。たとえば、ストレス過剰の生活を長期間続けていると、がんを発症しやすくなります。NK細胞には、がん細胞を見つけるとただちに叩き殺すという働きがあります。ストレス過剰の生活がNK細胞の活性を低下させ、そうなると、日々発生するがん細胞を見逃しやすくなってしまうのです。

反対に、ポジティブな生活は、NK細胞の活性を高めます。とくに大事なのが、よく笑うことです。ロバート・プロバインの言葉を借りるならば、好きな人と会話するだけで30倍よく笑うことができます。楽しい会話は、がんを防ぐ力もあるのです。

人の考え方は、人の数だけあります。人の悪口をいう人も、自分が正しいと思っています。たぶん、正しいことをいっているだけで、悪口をいっているつもりはないのかもしれません。そうだとするならば、あなたが身の危険を犯してまで、その人と一緒にいる意味はあるでしょうか。
「いい人」の仮面は、命を縮めるもとです。ストレスを感じさせる人とは一定の距離をとり、食事は一緒にしないことです。そのぶんの時間は、あなたが心地よいと感じる人とおなかの中から笑いあうことに使いましょう。おなかを抱えて笑っていると横隔膜が動いて、とてもよい刺激を腸に与えることができます。

【腸思考法】

あたま：「また悪口いってる。自分も標的にされるのはイヤだから仲よくしておこう」

おなか：「悪口をいわれても、少し距離をとって眺めていよう。それは、その人の脳が考えたこと、腸で考えれば動じない

Q5 上司に「もっと人脈をつくれ」といわれて困ってます。人づきあいの苦手な自分には苦痛です。

A 苦痛は腸内環境をたちまち悪化させます。好きな人との楽しいコミュニケーションは人生も腸内フローラも豊かにします。

私にも、大勢が集まるパーティに招かれ、一晩で数十枚もの名刺交換をした経験があります。わかったことは、たった一度の名刺交換くらいでは、相手の印象はまるで残らないということです。苦手と感じる場所に乗り込むのはストレスになるだけということです。その上、実のない自分への無理強《むりじ》いは、免疫力を低下させ命を縮めるだけです。

最近、「クモがバッタをにらむと、植物の腐敗が遅くなる」という、ユニークな研究結果が発表されました。その論文は、イスラエルのエルサレム・ヘブライ大学のD・ホーレナ博士らによって、科学誌「サイエンス」に掲載されました。

実験では、クモににらまれ続けて過剰なストレスを受けたバッタの死がいを、ワラを加えた土壌に埋めて行われました。通常のバッタの死がいならば、そこに土壌微生物が繁殖してワラも分解されるところです。ところが、実験のバッタと一緒に埋められたワラは、分解がなかなか進まなかったのです。

近年、日本人の死体が腐りにくくなっています。保存料など食品添加物が入った食品ばかり食べているのが一因といわれてきましたが、実験のバッタと同じようなことが起こってきているのかもしれません。

現代は、ストレス社会といわれて久しくなります。ストレスによって、悪影響を受けやすい臓器の一つが腸です。過度のストレスを受けると、腸内細菌の数が減ってしまうのに、悪玉菌だけが異常繁殖してしまうのです。

これは、「カテコラミン」というストレスホルモンのせいです。脳が有害なストレスを察知すると、腸内にカテコラミンが放出されます。すると、大腸菌の増殖が進み、病原性が高まることが、最近の研究によって認められています。

このように、ストレスは生物の正常な状態を奪い、腸の健康も壊します。

苦手なことにやむなく向き合っていると、たちまち、腸に影響をおよぼします。そのサインが便秘です。

昔、竹村健一さんは「嫌な奴とつき合いなさい」と言いました。ときには、自分がしり込みするような畏れおおいコワい相手と会うことが自分を成長させることも否定しません。しかし、「君子危うきに近寄らず」という言葉もあります。とりあえずは衝突を避け、逃げてもいいのです。遠慮はいりません。とっとと逃げましょう。

私も、人づきあいはあまり得意なほうではありません。自分がストレスになると知っているので、嫌いな人や苦手な人からはさっさと逃げ出すようにしています。

その一方で、自分の好きな人や一緒にいて心地よいと感じる人、「この人はすごいなあ」と思う人とは、とことんつきあいます。すると、その人が「この人は、藤田先生と気が合いそうだから」とおもしろい人を紹介してくれます。

こうした人脈づくりは、ゆっくりにしか進みません。でも、楽しく実のある会話は、新たな研究内容や本のテーマの発見につながっていくことが多々あります。実のある人脈づくりができるのです。

なお、人づきあいが苦手という裏側には、自分への自信のなさが隠れていることもあります。たとえば、「相手につまらない思いをさせては怖い」と不安を感じる人がいます。初対面の人との会話に「何を話してよいかわからない」という人もいます。

この不安を、腸で考え直すと「私が不安を感じているので、彼につまらない思いをさせてしまいそうと感じた」となります。自信のない自分をよく見せようと見栄を張っても、つらくなるだけです。それならば、まずは相手に興味を持つことです。自分のことはいったん棚の上に置いて、その人のことを尋ねることから始めていけばよいのです。

【腸思考法】
あたま：「何かおもしろいことを話さないと、相手につまらない人間と思われそう」
おなか：「自分に自信がなくても、相手に興味を持てば、会話は楽しくなる」

Q6 まわりが自分をどう思っているのか、いつも人の目が気になってしかたがありません。

A 人の目が気になるのは脳がよけいな不安をかきたてているから。まずは腸内フローラを安定させましょう。

あまりお話したくないことですが、私はもともと人の顔色ばかりを気にする人間でした。

東大の伝染病研究所に入所したときにも、主任教授にはとにかく気をつかい、よく思われようといつも努力していました。そんなふうでしたから、教授は私を特別にかわいがってくれました。

しかし、半年間のインドネシアでの生活（65ページ）は、「あるがままの自分」をつらぬく態度を私に植えつけました。私の性格やふるまいを、大きく変えてくれたのです。

帰国後の私は、教授がいようといまいと用のあるときにだけ研究室にいて、実験が終わればさっさと帰宅するようになっていました。教授にまったく気をつかわないふるまいのせいで、教授は私を遠ざけるようになりました。

でも、私は平気でした。「研究所を追い出されたら、南の島に行って、無医村の医者になろう」と、のんびりとしたことを考えられたからです。「あるがまま」に生きることで教授に嫌われましたが、心は清々しいほど自由になりました。

人の目を気にしてしまうのは、脳が先回りしてよけいな不安をかき立てるからです。「嫌われたらどうしよう」という不安を脳がつくり、それを強大化させているのです。

脳には、「背内側前頭前野《はいないそくぜんとうぜんや》」という、記憶や考えをいつも客観視している部分があります。

ちょっとした不安や心配事は誰にでもあります。不安とは、生きるために必要な生命装置でもあります。不安なことが起こると、私たちは思考や行動パターンを修正するでしょう。それによって、健全な生活を保てています。

その際に働いているのが、背内側前頭前野です。背内側前頭前野が対策を立てたり、処理したりすることで、通常ならば、20〜30分程度で不安は消えていきます。

ところが、不安を大きく成長させてしまう人がいます。背内側前頭前野の働きが衰えているためです。不安から目をそらしたり、心の中でグッとがまんして押さえつけたりしてしまうと、背内側前頭前野は通常の働きができなくなります。すると、不安が巨大な塊《かたまり》となって、心を押しつぶすようになります。

「人の目が気になって不安」という悩みはまさにこの状態です。不安が増大し、人の目への恐れが心に植えつけられています。しかし、他人はあなたが思っているほど、あなたのことを気にしていないものです。つまり、その不安とは、いわば鏡に映したあなたの心の虚像にすぎず、実体はないのです。

しかし、虚像であっても、あなたの心を押しつぶすほどに増大した不安を消し去るのは、実体のない不安だけに容易ではありません。人の目を気にしないように、不安を感じないように、性格を変えることができればよいわけですが、それができるくらいなら、話は簡単です。

ではどうしたら、増大した不安を消せるでしょうか。手っ取り早い方法は、性格を変えることより、まず食事を変えることです。それならば、今日からでもできます。

カナダのマックマスター大学のフォスター博士らは、腸内細菌と脳の働きの関係について、無菌マウスと正常マウスを比較して研究しています。結果、無菌マウスには不安を感じる行動が多く見られ、セロトニンを感知するセンサーも少なかったのです。腸内細菌が少ないと不安が増大しやすくなるのです。ですからまずは、食物繊維の多い野菜や海藻、キノコ類をもっと食べて、腸内フローラを豊かに育てることです。腸のご機嫌をとることです。

また、背内側前頭前野の働きを活性化させるためには、脳の血流が大事です。ウォーキングや水泳などの有酸素運動を行って体を適度に動かしましょう。

【腸思考法】

あたま：「自分がどう思われているのか、人の目がとても気になる」

おなか：「不安を感じやすい性格は、腸内フローラを豊かにすれば変えられる」

第3章

腸内生物学が解き明かす
驚きの不安解消法

Q1

毎日惰性で生きてます。
人生に目標がもてなくて、
将来のビジョンを描けません。

A

目標や夢を描けなくても、
目の前のことに打ち込むことはできます。
昆虫のような小さな命から生きるヒント
を得ることも時には必要です。

「完璧を目指すよりまず終わらせろ」。この言葉は、ソーシャルネットワークサービスを提供するフェイスブック社内の壁に貼られたモットーだそうです。

将来、どんな人間になりたいのか、ビジョンを言葉にして語れる人は、完璧で立派で輝いて見えるものです。でも私は、完璧など目指したこともないし、将来のビジョンも持たないまま、流れにまかせて今日まで生きてきました。

私たち人間は、地球にほんのわずかな期間、間借りしているだけの小さな存在です。地上にホモ・サピエンスが誕生したのは、たった20万年前のこと。これに対して、地球上に生物が初めて誕生したのは40億年前です。

40億年という時間に対し、20万年とは地球がまばたきをする一瞬に過ぎません。それに比べて１人が生きる期間とは、人生１００年としても、地球にとって本当に些細な時間に過ぎないのです。

多くの人は、人間はあらゆる生物の頂点に立つすばらしい進化をとげた生命体だと考えています。でも、本来の姿は、動物とあまりかわっていません。約20万年という短期間で達成される進化とは、とても小さな一歩でしかないからです。

「人間についてわからなくなったら原点に帰れ、答えは動物に訊《き》けばよい」という金言を、生物学の権威であり京都大学名誉教授だった故日高敏隆氏は残しています。

私は、昆虫の脳こそ、地上の最高傑作ではないかと思っています。昆虫は地球上でもっとも繁栄している生物です。「小型・軽量・低コストの情報処理装置」である昆虫の脳は、不安も不満も悩みも生み出しません。完璧も目指さないし、将来の目標や夢も考えません。かなりいいかげんに生きていて、目的がある程度達成されれば、途中でその仕事をやめてしまいます。

ただ人間のように、自分たちのすみかである自然環境を破壊したりせず、上手に共生して子孫を繁栄させています。

こんな小さきものから生きるヒントを得ることも、文明社会に毒され、自分たちの手で生きにくい環境をつくっている私たちには、大切なことではないでしょうか。

人間も、動物や昆虫と同じく、完璧とは程遠い生き物です。それにもかかわらず、多くの人は完璧を目指そうとします。完璧を目指したところから、人生はとたんに生きにくく、大変なものへと変わっていきます。不完全な生き物が完璧を目指そうとするから、自分という存在の感じ方に歪みが生じ、焦りが生まれるのです。

人間は脳ばかりを大きくして文明を発達させ、衣食住を始めとする身の回りの環境を激変させました。それによって社会が複雑化し、価値観も多様化して、人が一つの生命体として素直に生きることを難しくしています。

「将来にビジョンが持てない」と悩むのも、「何かすごいことをやり遂げなくては、人として生きる価値がない」と社会に刷り込まれているからではないでしょうか。

一度自分をまわりのしがらみから解放して、原始にたちかえる気持ちで、素の自分をリセットしてみてください。昆虫を観察すると生きるヒントがいっぱい見えてくるからです。

今、あなたは何ができ、何をしているときが楽しく、何を大事だと思いますか。目の前にあることに1日1日打ち込めれば、それでよいではありませんか。やがて何にがんばって生きたいのか、「自分」というものが見えてくるでしょう。

【腸思考法】
あたま：「将来のビジョンを持ち、大きなことを成し遂げられる人間になりたい」
おなか：「今日を楽しく大事にすることこそ、自分らしく生きることだ」

Q2 面接に弱くて、どこからも内定をもらえていません。
自分を否定されているようでつらいです。

A 人の魅力とは、
「他人からどう見えるか」を意識すると輝かず、
「あるがままの自分」で生きたときに輝きます。

少年時代、私はいじめられっ子で、体の弱い子でした。本当に心を許せる友は、自宅の庭で飼っていたヤギやニワトリ、ウサギなどの動物だけでした。
父は、家族そっちのけで好きなことばかりしている人でした。母は、そんな父に反発していたのか、長男である私に偏《かたよ》った自分勝手な愛情を示すので、私は家族の中でも肩身の狭い思いばかりしていました。

そんな私が医者を志したのは、父が医者だったからです。「あんないいかげんな親父が医者なのだから、自分も医者になれるだろう」と思ったのです。

高校入学時、私の成績は学年で800人中650番くらいでした。「親父みたいな医者」にさえ届きそうもないレベルでしたが、親父程度の医者になら何としてでもなってみせると覚悟を決めて、それからのガリ勉で「東大に入れるぞ」と担任の先生に太鼓判を押されるまで成績を上げました。でも、大学受験でつまらないミスをしでかし、一浪して東京医科歯科大学に入学しました。

貧乏育ちの田舎者で、文化的教養もなかった私は、都会の大学では浮いた存在でした。女性には敬遠され、華やかな生活も縁遠いものでした。そんな似たような男たちの集う部活がありました。柔道部です。それまで柔道などしたこともなかったのに、大学生活は柔道に明け暮れ、女性にモテないうっぷんを晴らしていました。

こんな私でしたから、自分に自信などまるでありませんでした。ところが、そんな私に魅力を感じ、人生の転機をもたらしてくれた人がいました。フィラリア病を研究しておられた加納六郎教授です。

加納教授は、熱帯地方の調査の荷物持ちに、「力持ち」という理由だけで柔道部員を毎回駆り出していました。あるとき、柔道部部長の私に白羽の矢が立ちました。しぶしぶ同行した奄美群島での調査でしたが、私は大きな衝撃を受けることになります。

寄生虫が原因となるフィラリアという病気は、脚が象のように太くなったり、皮膚がカサカサになったり、陰嚢が極端に肥大したりする、蚊が媒介する伝染病です。患者さんたちの悲惨な現状を見て、私は「なんとかしなければ」との思いにかられました。ただ、その頃の私は整形外科医を目指していました。

そんなときに、加納教授にズバリいわれたのです。

「藤田は不器用で整形外科医は無理だ。フィラリアの研究がお前にはあっている」

大学でも高い地位にいる教授に認められたと思うとなんだか嬉しくて、「自分にもできることがある」とちょっとだけ自信を持てました。なにせそのころの私は、「魅力」や「個性」という言葉とはもっとも縁遠い人間だと、自分のことを思っていたのです。

こうして私は、加納教授の指示に従い、人間の腸や肝臓などの臓器にすみつく寄生虫の研究に打ち込むことになっていったのです。

「捨てる神あれば拾う神あり」とはよくいいますが、誰にでも個性があります。その魅力とは、「あるがままの自分」でいるときに見えてくるものです。

面接では、自分をよく見せようときれいな言葉で飾らないことです。「なぜ、その仕事をしたいのか」を自分の言葉で語り、あるがままの自分を伝えることです。あなたにとっては欠点と感じることも、他人からは魅力的に映ることもあるのですから。

他人と同じ生き方をしなくてもいいのです。私はあまりみなさんがやりたがらない寄生虫の研究や腸につながるウンコの研究で新しい発見をしました。誰もやりたがらないことをやってみるのも面白いですよ。

【腸思考法】

あたま：「就職試験に落ち続けていると、自分自身が否定されている気になる」

おなか：「あるがままの自分でいれば、欠点も個性にできる」

Q3 最近、歳を感じてきて、「下流老人」や「高齢者の貧困化」などの話を聞くとこれからの老後が不安でたまらなくなります。

A 脳は情報社会に操られやすい。将来への不安を感じたら、まずは腸で考えることです。

先日、かつての同級生に相談を持ちかけられました。

70代も半ばになり、この先どうやって生きていってよいかわからないというのです。

彼は奥さんと40代の息子との3人暮らしです。息子は働いているけれど給料が安く、息子からの経済的な援助は期待できないといいます。夫婦ともに年金をもらっているが、心もとない金額だし、今はまだ、自身の退職金と貯金を切り崩しながら生活できているが、残りも少なくなってきている。

「この先どうすればよいのだろう」という言葉が口グセになっていて、妻ともたびたび話し合っているが、いい答えはみつからない。

ただ、持ち家なので家賃はかからず、家族3人とも健康で、病気はないことだけは幸いだが、先行きの不安は募るばかりだといいます。

私たちは、どんな状況にあっても、不安を感じてしまう環境にあります。それは、私たちが情報社会に生きているからです。私たちは日々、多くの情報を浴びせられながら生活しています。それを脳が無条件に受け入れてしまうと、不安が限りなく出現しては成長していくことになります。

たとえば、新聞や週刊誌には「下流老人」や「高齢者の貧困化」といった恐ろしい見出しが踊ります。不安をあおって、記事を読ませようとしているのです。銀行や保険会社はそれを利用し、「心配ない老後を過ごすには……」「万が一、病気になったら……」といって、巧妙なマーケティングをしかけてきます。

一説によれば、老後のために必要な貯金は、1人3000万円だそうです。この試算は、65歳まで働き、90歳で寿命を迎えたケースで、月の生活費を10万円とした場合のものです。

さらに、親やパートナー、あるいは自分の介護費、子どもの結婚資金、持ち家の修繕費などを考えれば、5000万円あればようやく安心できる貯金になるそうです。つまり、夫婦で1億円という途方もない金額です。ちなみに、この試算をしていたのは、投資をすすめる記事でした。

では、1億円の貯蓄を持っていなければ、幸せな老後を送れないのでしょうか。不安で押しつぶされそうになったときには、現状を客観的に判断してみることです。私の友人を例に考えてみれば、彼の一家はみんな健康で、息子さんは元気に働いています。家も貯金もあり、夫婦で年金ももらっていて、不安に感じる要素は少ないはずです。それでも先々の不安でいっぱいになるのは、「十分な蓄えがないと人並みの生活ができない」という恐怖心を植えつけられ、それが不安を駆り立てるからです。

しかし、よく考えてみましょう。明日何が起こるかなど誰にもわからない私たちに、不安に対する答えなど出せるはずもありません。

誰にも未来はわからないけれど、まず自分の体調はわかります。百万長者でも、不治の病では不幸です。まず、身の丈の健康を大事にすることが、未来を一歩ずつ確かにしていくことになるのではないでしょうか。

「足《た》るを知る者は富む」とは老子の言葉です。人の欲望に限りはありませんが、「足るを知る」と生きていれば、食べていくことができます。「今を大切に生きる」ことさえやっていれば、人生への満足感が高まります。そうして「おなか」で考えることをすれば、情報社会に操られた「あたま」がつくり出す不安を消し去れるのです。

【腸思考法】

あたま：「貯蓄がこれしかなくて、老後は大丈夫だろうか」

おなか：「足るを知り、今を大切に生きていれば、食べることには困らない」

Q4 いつも失敗ばかりで、何事も一歩踏み出すのが怖くなっています。

A 失敗を恐れる心は、人生の枠を狭めさせます。まじめな失敗は恥ではないのです。

ある日の講演会の前のできごとです。関係者が集まって食事をしていると、なぜか「人生最大の恥」について1人ずつ発表することになりました。みながもじもじと話すのをためらっているので私が口火を切って大笑いしてもらうと、それを皮切りに一人一人話し始めました。なかでも30代半ばの女性の話は秀逸でした。

彼女は有名大学を卒業し、留学経験もあります。さらに再度大学に入り直して勉強し、現在もシステムエンジニアの仕事をしながら、自分の可能性を広げ続けています。知的で聡明な雰囲気のある女性でした。

若い頃は周りの意見や動向も気にせず、自分の目標に向かって走り続けてきました。しかし、30代も半ばを過ぎ、急に不安になり始めました。

「これまで男性ときちんとつきあったことがない。このままでは結婚もせず、ずっとひとりぼっちかも……」。でも、求めていればチャンスはやってくるものです。彼女は、仕事先で出会った男性に一目惚れをしたのです。

彼女は瞬く間に彼に夢中になり、便箋に想いを書き連ねました。便箋10枚もの超大作となったラブレターは、恋のアドレナリン全開で、何を書いているのか自分でも理解できないほどです。最後にメールアドレスをしたため、その勢いのまま彼のオフィスに向かい、手紙を預けて帰りました。

家に戻り一息ついて冷静になった彼女は、自分の行動を激しく後悔し始めました。彼とはまだ「顔見知り」という程度の間柄なのに、小野小町さえ赤面するような愛の言葉を書き連ねてしまったのです。きっとドン引きされるに違いありません。

後悔と恥の思いで七転八倒しているところに、携帯電話に彼からのメールが届きました。優しい彼は、すぐに返事をくれたのです。

「心温まるお手紙、ありがとう。私も貴女と仕事ができてうれしいです。でも、私は結婚しているので交際はできません。これからもよい仕事仲間でいてください」

翌日、プロジェクト会議で彼と顔を合わせましたが、顔から火が出る思いで、彼を直視できませんでした。「なぜ、左手に光る指輪を確認しなかったの。そうすれば、こんな赤っ恥をかくことなんかなかったのに」と思うと、彼女の顔はますます赤くなっていきました。

彼女は、「電撃的な恋は、平常心と理性を狂わせ、赤っ恥をかく」と30代半ばを過ぎてやっと学習したのでした。

でもよく考えてみてください。その人に夢中になれる、というのは、自分をもっとも解放している状態ではないでしょうか。あとさきを考えない、小手先の駆け引きとは真逆の生き方。それが「腸」的な単純で原始的な思考です。こういう人はきっと成功します。

私は彼女の失敗を素敵だなと感じました。恥と失敗は人生につきものです。これを恐れていては次の一歩を進めず、成長も望めません。この経験を人前で笑って話せた彼女は、この恥を人生の大きな糧とし、素敵な結婚に結びつけていくことでしょう。

「将来を恐れる者は、失敗をおそれておのれの活動を制限する。しかし、失敗は成長に続く唯一の機会である。まじめな失敗は、なんら恥ではない。失敗を恐れる心の中にこそ、恥辱は住む」

この名言を残したのは、フォード・モーターの創設者ヘンリー・フォードです。

幸せで充実した人生のためには、失敗を恐れない強い心が必要だということです。

【腸思考法】

あたま：「私が結婚できないのは、素敵な出会いがないから」

おなか：「傷つくのを恐れては幸せになれない。出会いを求めて踏み出そう」

Q5 必ず終わった後、「あのとき違う選択をしていたら」と、今になって後悔してしまうのはなぜでしょうか。

A 過去の自分を悔やむ心は「今」に自信を持てない脳がつくる幻想です。

人生には、いくつもの分岐点があります。「あのとき別の選択をしていれば、今より幸せだったのではないか」という思いを持つことは、誰にでもあるのでしょう。でも、その「別の選択」が本当にあなたを幸せにしてくれたかはわかりません。それは実体のない幻想だからです。

あなたは、「今ここ」に生きています。これだけが真実です。

「今ここを生きる」ことは、幸せに生きるうえでとても大切な意識です。

ただし、勘違いしてほしくないのは、「今がよければそれでいい」という、過去と未来をないがしろにした、刹那的な考えとは違うということです。

「刹那主義」と「今を生きる」は別のものです。

刹那とは、目先を生きる、一過性、連続性のないその場限りの一瞬を意味します。

これに対して「今ここを生きる」とは、先につながっていくような「今」を過ごすことです。

ＭＩＴメディアラボ所長の伊藤穰一さんは、アメリカで行われたＴＥＤ《テド》のプレゼンテーションでこう語っています。

「革新的なことをしたいならば、ナウイスト（現在主義者）になろう」

物事を始めるのに準備ばかりで、綿密に計画やリスク管理をしていると、できない理由ややらない理由を探し始めてしまいます。それよりも「まず始めて、どんどんやって体で覚えて、今に集中して学び続ける」ということが大事ではないか、と話しています。

過去の選択に自信を持てず、「別の生き方をしていたら」と思ってしまうのは、ナウイストになっていないからでしょう。「今」という時間を大事にできていない自分が、過去の自分への不満を増大させ、今の自分を心のどこかで否定しているのです。

そんなときにこそ、腸で思考することです。おなかに手を当てて考えてください。「腸」で考えることは後悔しません。

「あのとき、別の道を進んでいたら、もっと幸せだったかもしれない」という思いは、今の自分を信じることのできない脳が増大させた不安であり、幻想にすぎません。

過去の選択は、今となっては変えられません。でも、過去に対する思いは自分しだいで変えられます。「今」というときを大切にできれば、過去の自分の選択に感謝できるようにもなるでしょう。人生を複雑に考えず、自分の腹（胸ではなく）に手をおいて、単純に、ゆっくり考えてみることです。

そうして、今、ここで、この瞬間が大切であると自覚できるようになれば、神様が贈ってくれているすばらしいプレゼントに気づくことができます。プレゼントは英語で「現在」と「贈り物」の2つを意味しています。今この瞬間を生きていることこそが、人生最大の贈り物ともいえるのです。

私は、医者がもっとも少ない時代にせっかく医者になったのに、日本人がもっとも嫌っている（？）寄生虫やウンコの研究を50年も続けて、今、こうして生きています。誰もが「そんな研究で食べていけるわけない」と私に忠告し、3件したお見合いはすべて断られました。あのとき整形外科医になっていたら、こんなに貧乏をせずにすんだかなと思うことはありますが、やっぱり私には「今の私」しかないと思うのです。

【腸思考法】

あたま：「今の自分が幸せではないのは、過去の選択が間違っていたからだ」

おなか：「今を大切にできれば、過去の自分も今の自分も好きになれる」

Q6 昨年、大病をしました。そのときから「いつか死ぬんだ」と思うことが増え、怖くてしかたがありません。

A 「死」を認識することは人生をよりよく生きる原動力にできるのです。

京都大学霊長類研究所教授の松沢哲郎さんが書いた『想像するちから　チンパンジーが教えてくれた人間の心』（岩波書店）という本があります。

松沢教授のいる霊長類研究所のレオというチンパンジーが、ある日突然首から下が麻痺状態になりました。原因は急性脊髄炎でした。

スタッフの懸命な看護によって、レオは一命をとりとめました。ですが、動くことができなくなり、床ずれもひどく、57キロあった体重は35キロまで落ちました。

このような状態になれば、私たちなら「このままどうなってしまうのか、怖い」と恐怖に苛《さいな》まれたり、「もう生きていても意味がないのではないか」と絶望してしまうところでしょう。

しかし、レオはまったくめげた様子を見せませんでした。ふだんと変わらなかったというのです。いたずら好きで、口に含んだ水を近くに来た人にピュッと吹きかけ、それに驚く人を見ると、とても嬉しそうな顔をするのです。

レオは、自分の現状から未来を想像して絶望することなく、「今、ここの瞬間」を生きてみせたのでした。

チンパンジーは瞬間的な記憶力は人間より勝りますし、目の前にいる親の姿を見ながら試行錯誤で物事を覚えていくことが得意です。ある程度は道具を使いこなし、自分が見渡せる空間での短い時間の中では、想像力を働かせることもできます。ただ、1年後、10年後、次世代などと、遠い未来を予測して行動をすることはできません。

一方、人間には遠い未来まで想像する力があります。未来を予測して準備をし、将来に夢と希望を持つことができます。

しかし、その想像力が悪い方向に働くと、将来への不安や恐怖をつのらせ、絶望したりする原因にもなってしまいます。

日本では、死の話は「縁起でもない」とタブー視されます。死を恐れる気持ちが強いからでしょう。しかし、私たちは日々老化するのであり、いつかは死ぬ存在です。

アップル創業者である故スティーブ・ジョブズ氏は、こんな話を残しています。

「私は毎朝、鏡に映る自分に問いかけるようにしている。『もし今日が最後の日だったとしても、今からやろうとしていることをするだろうか』と。『NO』という答えが何日も続くようなら、少し生き方を見直せということです」

病気をして死を恐れる心を持ったということは、自分の心に従って生き方を修正し、今ここを生きる術を身につけたことでもあるのでしょう。今ある時間を大事にできるのは、「死」を意識できる人だけです。それにより、人生をよりよく生きられます。

また、ジョブズ氏はこうもいっています。

「自分はまもなく死ぬという認識が、重大な決断を下すときにいちばん役立つのです。なぜなら、他人からの期待や自分のプライド、失敗する不安……これらはほとんどすべて、死ぬ前には何の意味もなさなくなるからです。
本当に大切なことしか残らない。自分は死ぬのだと思い出すことが、敗北する不安にとらわれない最良の方法です。
われわれはみんな最初から裸なのです。自分の心に従わない理由はありません」
ちなみに生物学的にいえば、人間は37兆個の細胞でできていて、細胞レベルでは毎日たえず死んでは生まれているのです。

【腸思考法】

あたま：「大病をしてしまった。この先どうなるのか不安だ」

おなか：「いずれ死ぬのだから、後悔のないよう今日やりたいことをしよう」

第4章

心身の不調に陥らないために、腸内細菌と仲良くしなさい

Q1

母親ががんで、短命で亡くなっています。
近い将来、自分もがんになるのではと不安です。

A

がんになりたくなければ、
除菌・殺菌・抗菌剤などの
使用をまずはやめることです。

現在、日本人では生涯のうちに2人に1人ががんになり、3人に1人ががんで亡くなっていると推計されています。

なぜ、こんなにも多くの人ががんで苦しい思いをしているのでしょうか。

原因の一つとして、身の回りにいる小さな微生物を一方的に悪者扱いし、排除しようとしてきたことが挙げられると、私は考えています。

人間は、自分以外の微生物を含めた生き物たちと、共生しながら進化してきた動物です。たとえば、脳がこれほどまでに発達したのは、腸内細菌がいたからです。

人類の祖先は　もともと草食動物でした。ゴリラやオランウータンは全くのベジタリアンで、チンパンジーは基本的には草食と考えてよいそうですが、ときにほかのサルなどを捕食することも知られています。人類は、700万年ほど前にチンパンジーとの共通祖先からわかれました。やがて肉食も行う雑食性の人種が発生しました。

草食動物は、体内に摂り入れた植物を腸内細菌に発酵してもらい、それによって生じるアミノ酸を体内に吸収します。アミノ酸は、たんぱく質を構成する最小の成分で、たんぱく質は筋肉や内臓、皮膚、爪、毛髪など人体の大部分をつくる材料となります。

草食動物の腸が肉食動物より長いのは、アミノ酸の生成を腸内細菌に頼っているからで、腸内細菌による発酵には時間がかかるため、長い腸が必要になります。これに対し、肉食動物は捕食によってたんぱく質を直接得るので、それほど長い腸を必要としません。

人類は、肉食を行うことによって、胃腸の働きを軽減させました。そして、多種多様なものを食べることで、多種多様な細菌を腸にとり込み、消化活動の多くを担ってもらうことに成功しました。豊かな腸内細菌とアミノ酸の生成効率が高まったことで、人間の腸は短縮されました。これによって、腸での消化吸収に使われていた膨大な血液に余剰分ができ、それを脳に回せるようになりました。こうして、人類は脳をどんどん大きくしていったのです。

腸内細菌との共生なくしては、人間の進化は成立しなかったといえるでしょう。

ところが、現代に生きる私たちはそのことをすっかり忘れ、今では人間が生物界の頂点を極めていると慢心しています。それを証拠に、微生物を含めた生き物を自分たちの都合に合わせて、薬剤を多用して排除しています。

結果、驚くべき〝逆転現象〟が起こってきています。人間の体がすみにくくなった腸内細菌などの共生菌たちが、人体から出ていってしまっているのです。

免疫力の約70パーセントは、腸と腸内細菌で担っていることは前にお話ししました。腸内細菌などの共生菌が減れば、私たちの免疫力は確実に低下します。がんという病は、免疫力が低下したときに急速に成長するのです。

多くの人は、がんを「遺伝する病気」と思っています。しかし、遺伝によって発症する確率は約5パーセントとも推計されています。原因の残りの95パーセントは、自分の生活歴の中に隠されています。

とくに、身の回りの細菌をむやみに除菌、殺菌する生活は、免疫力を著しく低下させます。私たちの身のまわりにいる菌はほとんどが土壌菌という腸内細菌の仲間で、腸にいる菌たちの活性化に力を貸しているのです。それを薬剤を使って排除することは、腸内フローラの働きを弱らせ、がんを防ぐ術を自ら捨てることになるのです。

【腸思考法】

あたま：「親ががんで亡くなった。自分もがんになるかもしれない」

おなか：「親ががんで亡くなった。でも、腸内細菌を大事にしていれば怖くない」

Q2 子どもの頃は大きな病気もしたことがなかったのに、近頃はすぐに風邪を引き、困っています。

A 手洗いやうがいなど、予防に熱心になりすぎる人ほど、風邪を引きやすいものです。

風邪を引きやすい人には、以下のような傾向があります。
◎石けんを使って1日に何度も手を洗う
◎うがい薬を頻繁に使う
いかがでしょうか。1つでも該当すれば、あなたは自ら風邪を招き入れているのかもしれません。その理由をお伝えする前に、人と菌との共生関係について、もう少しお話ししましょう。

人の体は「90パーセントが細菌、10パーセントが人」という考え方があります。この場合の100パーセントとは遺伝情報を持つ細胞の総数を指しています。

共生菌は腸だけでなく、口内や唾液、肌、胃にもすみついています。ただ数だけで考えると、100兆個もいる腸内細菌は他の部位より圧倒的に多く、人の共生菌の数は100兆個以上と表現されます。それらの共生菌たちはみな遺伝子を持っています。

一方、人間の細胞は全部でおよそ37兆個と推計されています。このうちの約26兆個は赤血球であり、DNA（遺伝情報）を持っていません。遺伝情報を持つ細胞は、単純に計算しても11兆個しかないのです。

つまり、「90パーセントが細菌、10パーセントが人」というのは、人体にある遺伝情報を持つ細胞の数です。それは、共生菌のほうが圧倒的に多いのです。

さらに遺伝子の情報量で比べてみましょう。人の遺伝子数はおよそ2万個と推計されています。一方の1人の腸内フローラの遺伝子数は60万～100万個。少なく見積もっても、共生菌は人の30倍もの遺伝情報を持っていることになります。

私は、共生菌が人の個性を決めているのではないかと考えています。とくに腸内フローラの組成は、1人1人違います。個性を持つのです。これに対し、世界中のすべての人のDNAは、99・9パーセントが同じとされています。髪も皮膚の色も、外見も体格もまるで違うのに、外国人と私たちは0・1パーセントの違いしかないのです。腸内フローラには人それぞれ個性があって、その遺伝子数は人より膨大です。腸内フローラとは、腸にすむいわば「もう1人の私」です。その「もう1人の私」が、健康状態や性格、心理、行動に強く関与してきているのです。

この腸内フローラの個性は、細菌叢の多様性とバランス、量によって形成されています。この均衡が壊れたとき、体と心の健康に影響が生じることになります。

その際、いちばん早く体に現れる変調が風邪です。風邪を引くということは、共生菌との調和がうまくとれていないことを表しています。

人の皮膚には1000億個の常在菌がいます。口内には1兆個、唾液には1000億個の共生菌がいます。雑多な共生菌たちはそこにいて、外から病原体が付着し、体内に侵入しようとするのを防いでいます。彼らがしっかり働いていれば、風邪ウイルスなどの病原体はやすやすと体内に侵入することなどできないはずなのです。

病原体を殺せる薬剤は、共生菌も殺します。共生菌がいなくなれば、体は病原体に対して無防備になります。手洗いもうがいも、基本は水だけで十分です。共生菌たちも殺してしまうような薬剤は使わないことです。皮膚にくっついた風邪のウイルスなどは、10秒ほど水洗いすれば洗い流せるのです。

【腸思考法】

あたま：「風邪を引きたくないから、石けんを使って手洗いをする」

おなか：「風邪を引きたくないなら、手洗いで水だけで十分」

Q3 50歳男性。更年期障害と診断されショックでした。どうすれば心身の不調を改善できるでしょうか。

A 「腸内環境の改善」「白い主食は食べない」「週2回のステーキ」「筋トレ」の4つを実践していきましょう。

女性の更年期障害は広く認知されていますが、男性も更年期障害になることを知らない人はまだまだ多いようです。40代以降の男性で「やる気がない」「疲れがとれない」「気持ちが沈む」などの症状を日常的に感じている人は、注意が必要です。

更年期障害になると、集中力の低下や無気力などの精神的症状に加えて、筋力の低下や食欲減退、頻尿、ED（勃起障害）、性欲の減退などの身体的な症状が現れます。

更年期障害の原因は、男女ともに性ホルモンが著しく減少することで起こってきます。女性の場合は閉経を機に分泌量がガクンと落ちるのですが、男性の場合は、中高年になって徐々に減っていきます。そのため、男性は症状の現れ方もゆっくりで、不調の原因に気づかない人も多くなります。ただ、何もしなければ、症状はどんどん悪化しかねないので注意が必要です。

では、更年期障害の改善には、どんなことをするとよいでしょうか。

第一には、食事を変えることです。男女ともに性ホルモンが減ってくると、倦怠感が強くなって食欲が減ってきます。調理をする意欲もないので、手軽に食べられるものを選んでしまいがちです。

その際、毎日の食事をインスタント食品やコンビニ弁当などですませるようになると、腸内環境が悪化します。すると、セロトニンやドーパミンなどの幸せホルモンの量が激減し、倦怠感がいっそう強くなるうえ、うつ症状にも陥りやすくなります。

食事に勝る薬はありません。調理が面倒ならば、野菜や果物を丸ごと食べてもよいのです。私も、キュウリやトマトの丸かじりをよくします。また、症状の改善にはアボカドもおすすめです。アボカドに多いビタミンEには、ホルモンの分泌を調整する働きがあります。ビタミンEはホウレン草やカボチャやナッツ類にも豊富です。

次に大事なのは、白く精製された主食を控えることです。白米や麺類、パンなど、真っ白に精製された主食は、腸内細菌のエサとなる食物繊維をきれいに削ぎ落としています。胃や腸は、そうした炭水化物が苦手なのです。

しかも50歳を過ぎた体には、ブドウ糖の過剰摂取が害になります。白い炭水化物の主成分は、ブドウ糖です。ブドウ糖は各細胞にとり込まれてエネルギーとなります。しかし50歳前後で、体質は男女ともにガラリと変わります。新陳代謝の能力が低下し〝省エネ〟の体に変わるのです。それにもかかわらず、大量の炭水化物をとっているから、体は太るし、生活習慣病の発症リスクは高まるし、精神的に安定しなくなるのです。

第三に大事なのは、「週2回はステーキを食べる」ことです。性ホルモンはコレステロールを原料につくられます。ただ、肉は悪玉菌の好物でもあります。腸を荒らさずに性ホルモンの原料を上手に得るには、「週2回はステーキを食べる」程度がちょうどよいのです。

もっとも、安い輸入牛肉は苦手という人もいるでしょうし、そうかといって和牛ステーキを週二回は経済的にきついという人もいるでしょう。要は、ステーキを食べるくらいの食生活をといっているわけで、もちろん、切り落とし肉をさっと塩コショウで炒める料理でもいいのです。

運動も適度にしましょう。とくに男性ホルモンは筋肉でつくられます。体内の筋肉を増やせば、男性ホルモンの分泌量を増やせます。スクワットや腹筋など、家の中で簡単にできる筋トレでよいので、テレビを見ながらでも実践するとよいでしょう。

【腸思考法】

あたま：「調理する気力がない。今晩はコンビニ弁当ですませよう」

おなか：「調理する気力がない。今晩は野菜の丸かじりですませよう」

Q4 近頃、不眠症で悩んでいます。
睡眠薬を飲まずに熟睡する方法はないでしょうか。

A 布団の中でスマホをいじらない。
朝日を浴びながら深呼吸する。
これだけでも寝つきをよくできます。

不眠症で悩んでいる人も増えています。日本人のおよそ20パーセントが不眠症に悩み、5パーセントが睡眠薬を飲んでいると推計されています。つまり、5人に1人が夜、「眠れない」ともんもんとした時を過ごしていることになります。

なぜ、これほど多くの人が不眠症なのでしょうか。

原因の1つはストレスです。不安や不満などを感じていると脳が興奮します。すると、脳が入眠を邪魔したり、眠りを浅くしたり、早朝に目覚めたりするのです。

もう1つの原因は加齢です。加齢によって脳機能が衰えることも、睡眠を妨げ、夜中に尿意を感じやすくしたりします。

また、最近増えているのが、「光」が原因となる不眠症です。

スマートフォン、パソコン、タブレット、ゲーム機器、テレビなど、強い光を発する機械を夜間も見つめ過ぎると、脳に強烈な刺激を与え、覚醒させてしまうのです。

とくによくないのは、布団の中でスマートフォンなどをいじることです。暗い部屋で電子機器の発する強烈な光を目が浴びると、さらに強い刺激を脳に与えるのです。

ですから、心地よい睡眠を得たいならば、まずは布団の中でスマートフォンをいじったり、寝る間際までテレビやパソコンを見ていたりすることをやめることです。

また、熟睡を得るには、就寝の一時間前の過ごし方が大事です。

入浴は、このタイミングでするのがベストです。眠気は、体の内部の深部体温が下がってくると起こります。そこで、ぬるめのお湯に20分ほどゆっくりと浸かって深部体温を上げておき、あとはゆっくりと下がってくるタイミングで布団に入ると、速やかに入眠できるようになります。

そして、お風呂から出たら、スマートフォンやテレビなど強い光を発するものから目を離し、部屋の照明を暗めにしましょう。ゆったりした音楽でも聴きながら、軽めのストレッチをしたり、温かいものを飲んだり、心が落ち着くような本を読んだりして、脳をしずめてあげることです。

ここでも腸内細菌も熟睡をサポートしてくれます。睡眠力は腸内フローラを育む食生活によって増します。なぜなら、睡眠ホルモンと呼ばれるメラトニンは、セロトニンを材料につくられるからです。

脳内のセロトニンは主に日中に分泌されます。そのセロトニンを材料に、夜の9時頃からメラトニンは分泌量を急速に増やします。このホルモンが、入眠をうながすための眠気をつくり、熟睡させてくれるのです。つまり、脳内のセロトニン量が多ければ、睡眠ホルモンのメラトニンの量も増え、不眠症を改善できるのです。

そしてもう一つ、大切なことがあります。朝起きたら、朝日を浴びることです。

メラトニンの分泌にはサイクルがあります。起床後、分泌が抑えられると、それから15時間後に再び分泌がさかんになります。このサイクルを活用して、メラトニンの分泌量を増やすようにしましょう。それには、朝起きたら外に出て、朝日を浴びることです。太陽の強い光を浴びると、メラトニンの分泌スイッチをオフにできます。そうして、腸に新鮮な空気を入れるつもりで深呼吸をすれば、15時間後の分泌量を増やせるのです。

【腸思考法】

あたま：「夜、なかなか眠れずつらい。睡眠薬を使ったほうがよいだろうか」

おなか：「熟睡のためにできることはある。自分でできることからやってみよう」

Q5 人やものの名前を思い出せないことが増えました。ボケたらどうしようといまから不安です。

A 認知症は、脳細胞がサビることで起こります。良質な水を1日に1・5リットル一口ずつゆっくり飲みましょう。

私たちに起こる病気の9割は「活性酸素」という物質が原因とわかってきました。脳を老化させる原因も、活性酸素です。

活性酸素とは、体内で発生し、酸化させる力が非常に強い物質のことです。私たちは呼吸によって酸素をとり込みます。酸素はエネルギーをつくり出す強力なパワー源です。ところが、その約2パーセントが日々、活性酸素に変性しています。

ただし、活性酸素は体にとって必要な物質でもあります。免疫システムの一部としても働いているのです。外から病原体が入り込んだり、体内でがん細胞が誕生したりすると、免疫システムが働いてこれを叩き殺そうとします。その際に、免疫細胞の仲間が活性酸素を噴射し、それらの異物を酸化して抹消するのです。

つまり、活性酸素は「諸刃《もろは》の剣」ということです。その害を最小限に食い止めるため、体はもともと防衛システムを備えています。ところが、その許容量を超えて活性酸素が発生してしまうと、体もお手上げとなり、細胞の酸化を許してしまうのです。

酸化とは、もとのきれいな物質とは似ても似つかないものに劣化することです。たとえば、鉄が酸化してサビると赤茶色に変色してボロボロになります。これと同じようなことが体内でも起こってしまうのです。そこから、多くの病気が起こります。

とくに、私たちの脳細胞は、活性酸素の害を被りやすい性質を持っています。人間の脳は、約80パーセントが水分です。残りの20パーセントのうち、60パーセントが脂質、40パーセントがたんぱく質です。実は、人体の構成物質の中で、もっとも酸化しやすいのは、脂質とたんぱく質なのです。

脳細胞が酸化すると、変性や萎縮が起こり、働きに滞りが生じます。これによって記憶力や判断力の低下が起こってきます。

さらに活性酸素を浴び続けてしまうと、酸化したゴミたんぱくが脳内にたまり、神経細胞のネットワークを壊しはじめます。そこから、アルツハイマー病が生じます。

認知症には、脳血管の劣化が原因で起こる脳血管性認知症もあります。これは、血管が酸化し、ボロボロになったことによって起こってくる障害です。

つまり、認知症を予防したいならば、活性酸素の害を消すことがいちばんの方法です。脳トレの前に、まず行いたいのは「いかに脳の酸化を防ぐか」なのです。

現代社会は、活性酸素を発生させやすい環境にあります。私たちの体細胞は1万年前になかったものは認識していないことは前にお話ししました。1万年前になかったものは、免疫システムは「異物」ととらえ、活性酸素を噴射します。

たとえば、電化製品やスマートフォン、パソコンから発生される電磁波、食品添加物や飲み薬、農薬などの薬剤、大気汚染、タバコなども、体内で活性酸素を発生させます。近年、認知症が急増しているのは、社会の超高齢化だけでなく、脳を酸化させやすい生活環境も大きいのです。

脳の酸化を防ぐには、第一に脳の最大成分である「水」にこだわることです。54ページで紹介したような「非加熱」「アルカリ性」「鉱泉水、鉱水、温泉水」という3つの条件を満たす水には、活性酸素の害を消し、細胞を若返らせる働きがあります。そうした良質な水を1日に1・5リットル、一口ずつゆっくり飲むことが大事なのです。

【腸思考法】

あたま：「将来、ボケたくないな。脳トレを今のうちからやっておこう」

おなか：「ボケたくないな。体内のサビとりにいい水を毎日飲んでおこう」

Q6 髪の毛が薄くなり、10歳も老けて見えます。薄毛を改善する方法はないでしょうか。

A 「食前キャベツ」「酢キャベツ」「具だくさんの味噌汁」で私はハゲの悩みを克服しました。

薄毛や抜け毛を気にしている人は、男女ともに多くなっています。なかには「ハゲは遺伝」とあきらめている人も少なくないでしょう。私も50代半ばの頃、髪の毛が薄くなってきて悩んだことがありました。しかし76歳の今は、あんなに悩んだことがウソのようにフサフサしています。なぜ私は、ツルツル頭にならずにすんだのでしょうか。

50代の頃の私は、仕事のストレスが大きく、暴飲暴食をくり返していました。「医者の不養生」といいますが、恥ずかしながら重度の糖尿病になったこともあります。

「このままでは、早死してしまう」

たびたびの体調悪化から一念発起し、食事療法を始めました。

とくに心がけたのが、腸内フローラを大事に育む食事です。なかでも食物繊維を多くとることに気を配りました。食物繊維は、腸内細菌たちの大好物です。彼らは食物繊維を消化する過程にて、水素を発生させます。水素は酸素と結びつくと水になります。そうです。腸内で多くの水素を発生させられれば、活性酸素を無毒化できるのです。

薄毛や抜け毛の原因は、「遺伝」「男性ホルモンが多いこと」「ストレス」などとよくいわれます。しかし、それ以上に問題なのは、活性酸素です。

活性酸素が頭皮の細胞を攻撃し老化させてしまうと、髪の毛が抜けやすくなるうえ、新しい毛が育たなくなります。こうして抜け毛が増え、薄毛が起こってきます。

また、髪の毛の悩みで多い白髪も、活性酸素の害によるものです。髪の毛をつくる細胞が活性酸素を浴び、黒い色素をつくれなくなって、毛を白くするのです。

つまり、薄毛や抜け毛、白髪に悩むということは、体内にて活性酸素が多く発生していることを示しています。

余談ですが、私の55歳のハゲた頃から、腸を健康にして、今フサフサになった経験を、一冊の本（『55歳のハゲた私が76歳でフサフサになった理由』）にまとめ、好評をいただいています。まさかハゲの本を書くとは思いもしませんでしたが、髪の毛が生えてくるためには、「腸」が大事なことをぜひ伝えたかったのです。

この私のきっかけは、もとはといえば、糖尿病の改善を目的に、腸内環境の改善に専念したことがはじまりです。その結果、病気をしにくくなり、糖尿病もすっかり治り、その上、髪の毛の状態が改善するというおまけまでつきました。腸内細菌を大事にしているおかげで、彼らもたくさんの水素をつくり、私の細胞の若返りに働いてくれているのでしょう。過剰な抜け毛も止まり、ハゲを回避できたのです。

では、どんなものを食べると、腸内環境の改善によいのでしょうか。

まず、食事の前に「食前キャベツ」か「酢キャベツ」を小皿に1杯食べます。

食前キャベツは、生のキャベツをちぎって、生の味噌をつけて食べるだけ。酢キャベツは、キャベツの千切りを塩もみし、酢に漬けただけの常備菜です。粒マスタードをたすと、さらにおいしくなります。

キャベツは、腸内細菌の大好物である食物繊維が豊富なうえ、胃腸の粘膜を整える作用を持つ「ビタミンU（キャベジン）」が含まれています。これを食事の前によく噛んで食べることで、食べ過ぎを防ぐこともできます。

また、具だくさんの味噌汁もできるだけ毎食とっています。具になる海藻、タマネギなどの野菜、豆腐は腸内細菌のよいエサになりますし、イモ類には食物繊維が豊富です。腸内環境を良好にし、活性酸素を消す味噌汁のポイントは、「菌が生きている味噌を使うこと」と「鍋に菜箸が立つくらい具をたっぷり入れること」の２つです。

【腸思考法】
あたま：「ハゲてしまうのは、歳だし、遺伝だからしかたがない」
おなか：「腸を元気にして、頭皮のサビを抑えれば、ハゲは改善できる」

第5章

いい人生環境は腸内細菌がつくる

Q1 成績優秀だった息子が突然、反抗的になり、進学よりもミュージシャンになるといい出しました。

A 子どもの「腸の力」を信じ、親は一歩ひいたところから見守ってあげればよいのでしょう。

私には3人の子どもがいます。女・男・女の一男二女です。私の家系は医者が多く、息子も医者になるのが当然と、私も妻も思い込んでいました。2人の女の子は、かわいく優しく育てばよいと、教育は放任でした。そうして、一人息子の教育に力をもっぱら注ぎました。早くから英才教育を施し、ピアノなどの情操教育も行いました。

息子は高校入学まではクラスでいつも1番で、親のいうことをなんでも聞く、とても「よい子」に育ちました。「息子さんのように素直なよい子で、成績優秀に育てるにはどうしたらいいの？」と聞かれることも多く、妻は鼻高々だったそうです。

ところが、思ってもいないことが起こりました。

高校に入ってしばらくすると、息子は親に反抗するようになりました。「医者になるのはイヤだ！」と突然いい始めたのです。成績はみるみる落ち、高校2年生のときには、進路コースを理科系から文科系へ勝手に変えてしまったのです。

私は息子に怒鳴り散らしました。

私：「お前は医者になることが運命づけられているんだぁ！」

息子：「そんなこと、誰が決めたんだ！　オレはオレが決めた道を行くんだぁ！」

それからはしばらく大喧嘩の日々。次にやってきたのはお互いに口をまったくきかない日々。家庭内は、最悪なまでにギスギスした雰囲気に包まれました。

一方、2人の娘たちは、寄生虫や感染症という変な研究をなりわいとする私を反面教師にして勝手に考えていたようです。「男は頼りにならない。自立して生きていく！」と、こっそり自分で勉強してたのでしょう。2人とも、高校までは目立つ存在ではありませんでしたが、長女は歯科医に、次女は内科医になりました。

さて、息子はどうなったでしょう。音楽が好きで、クラシックピアノを続けていた彼は音楽大学に入り、今ではピアノの先生をしています。それだけでは生活がとても成り立たないので、臨時職員の仕事も掛け持ちです。

私は脳だけでなく腸でも思考し、感性と客観性を大事に、独自の研究分野を切り開いてきたはずでした。しかし、子どものこととなるとダメなものです。脳での思考が先走り、将来への希望を勝手にあれこれ膨らませてしまったのです。

親がどんなに心配し、反対したところで、子どもの人生はなるようにしかならないのでしょう。私は息子の人生に口出しすることをやめました。今は一歩ひいたところから見守ることにしています。そうしていたら、息子との心の距離が縮まりました。

30代になった息子の収入は少なく、生活も安定しているとはとてもいえません。でも、好きなことをして生きているので、毎日がとても楽しそうです。「将来に不安はないのか?」と聞いたことがあります。息子は「ピアノをひいていれば、不安は消える」と答えました。私が教えなくても、感性にしたがって生きる彼は、腸思考法を実践しているのかもしれません。

私の息子の例にかぎらず、親は子どもの人生相談の相手をするよりも、子どもの腸の健康を考えてあげたほうがずっと効果があるようです。

息子は結婚もしていません。でも、モテるのです。若い頃からモテない私は悔しくて、「金のないアラサー男がモテるものか」というと、ドヤ顔で「芸術は、愛を育むためにある」とのたまいました。何が幸福への道標になるのかは、人それぞれ。親は子がよい選択ができるよう、腸の力（生きる力）をひたすら育ててあげればよいようです。

【腸思考法】

あたま：「小さい頃はいい子だったのに、なんでこうなったのだろう」

おなか：「反抗的になったな。食事だけちゃんとしてあげれば、なんとかなるさ」

Q2
「しつけは3歳まで」といいますが、どうしていいかわかりません。どうすれば優秀な子に育つでしょうか。

A
立派な子に育てたいなら3歳まで英才教育をしないこと、「よい子」に育てないことが大事です。

最近の研究によって、脳の発達は環境に依存することがわかってきました。このときに大きな役割をするのが、腸内細菌です。腸内細菌がその人の生きる環境に順応するように導いてくれています。
とくに生後から3歳までは、生まれもった能力や感性がよみがえるときです。この時期は、現代的な文明の影響を入れてはいけない「聖域」と考えてください。「知」のみを価値あるものという考えを持ち込まないことが大切です。

ですから、3歳までの英才教育は禁物です。知識的な刺激は、感性のよみがえりを妨げます。この時期の養育環境によって、感性の原型が決まります。豊かな感性を築くために必要なのは、大自然の中にまかせきりにすることです。

大自然は、私たちの腸内にも息づいています。腸内フローラです。生まれてから1歳までの赤ちゃんは、スポンジのように腸内細菌を吸収していきます。そのときに大事なのは、身の回りのものをチュパチュパとなめることです。

お母さんお父さんといっぱいスキンシップをし、たくさんの人に抱っこしてもらって手をなめさせ、キスをしてもらうことです。その数が多いほど多種多様な菌を腸にとり込め、子どもは生涯にわたって健康な心身を築くための豊かな腸内フローラを手にできるのです。

また、腸内細菌のエサとなる野菜、豆類を使った手づくりの料理を食べさせることも大事です。良質な細菌をいっぱい含んだ納豆、味噌、ヨーグルトなどの発酵食品も積極的に与え、化学調味料や食品添加物を含む加工食品は与えないことです。

そうして赤ちゃんを自然のままに育てていると、豊かな感性が築かれます。感性は好奇心ややる気のもとです。感性が豊かならば、学習の成果は確実に伸びていきます。

一方、感性が弱いと学習は画一的となり、独創性は育ちません。感性が養われる3歳までに、はやりの英才教育などの偏った体験をすると、脳の原始部分の活動性が高まり、反対に新しい脳である大脳新皮質の機能が落ちて、結果的に攻撃性や衝動性、暴力性が高まるとも報告されています。

ですから、優秀な子に育てたいならば、他人の「優秀な子」と比較することをやめ、英才教育を与えたいという誘惑も、我が子には必要ないとやり過ごすことです。そして、知識の学習は4歳以降にすることとです。4歳を過ぎると、今度は知識の習得が必要になってきます。言語や記憶、聴覚などをつかさどる側頭葉が働き出すからです。

ただ、この時期には、今までなかったねたみや残忍性が衝動的に現れることがあります。この感情の抑止に一役買ってくれるのが、昔のおとぎ話や童話です。子どもには、きれいで美しい物語ばかりでなく、残酷で残忍なものも読んであげてください。

最近、子が親を殺す事件がたびたび起こります。そうした悲しい事件の背景には、日本社会の表面的な「偽善」が隠れています。親が「よい子」を求めると、子どもは精神的な行き場を失い、キレやすい心を育ててしまうのです。

昔のおとぎ話は、残酷なものが多かったのです。自分が子どものときはおかしいとは思わなかったのに、大人になって我が子に読み聞かせるとき、「かちかち山」の「バァ汁」は怖すぎるし、そうはいっても、ウサギのほうもちょっとやり過ぎと感じた人も少なくないはずです。

本来、童話やおとぎ話は、人間の残酷さや狡猾さを伝える一面もあったのです。そうした物語から自分の中にもある「悪」の存在を知り、善と悪の精神バランスをうまくコントロールしながら成長することが、豊かな人間性と社会性を築くことにつながっていくと、私は考えています。

【腸思考法】
あたま：「教育は3歳までが大事というわ。英語をやらせようかしら」
おなか：「3歳までは腸の育成が大事というわ。自然の中にいっぱい連れだそう」

Q3 妻とは長いことセックスレスです。「疲れているから」と断られてしまいます。

A 夫婦で腹8分目を心がけること。自然があふれる場所に出かけていくこと。野生性をとり戻せば、夫婦の距離は縮まります。

「結婚生活を円滑に送るうえで大切なことは何か」と、内閣府が国際意識調査を行っています。その第1位は、日本以外の国は8～9割が「お互いの誠実」。一方、日本のこの項目の数値は、56パーセントと低いものでした。第2位は日本、韓国、アメリカでは「十分な収入」。

フランスでは「性的魅力の保持」でした。アメリカも「性的魅力の保持」は第3位です。フランス人やアメリカ人は、お互いに異性として魅力的であり続けることが、夫婦円満の秘訣と考えているようです。さて、日本はどうだったでしょう。その数値は極端に低く、2・8パーセントしかありませんでした。

また、2005年にDurex社が、世界41カ国のセックス頻度と性生活満足度を調べています。結果、回数はフランス、イギリス、ギリシャなどが多く、いずれも年120回を超していました。一方、世界でもっともセックスをしない国は日本で年45回。世界で群を抜いて少なく、性生活の満足度も24パーセントと世界最低でした。

なぜ、日本の夫婦はセックスに消極的なのでしょう。その答えを朝日新聞はインターネット調査「夫婦1000人に聞く」（2001年）で明らかにしています。女性の1位は「面倒くさい」、男性の1位は「仕事で疲れている」。これがダントツの理由です。

つまり、多くの妻は夫に性的魅力などは欲しておらず、セックスを「面倒くさい」と思っているのです。そんな奥さんの心を動かすには、どうしたらよいのでしょうか。この解決法も、実は「脳と腸」にあったのです。

私たちの祖先は、脳も心臓もない腔腸《こうちょう》動物だったことはお話しました。腔腸動物は、生殖活動も腸で行っています。やがて、生物はいろいろな大きさの脳を持つように進化したのですが、最初にできた脳はもっぱら性行動をつかさどっていました。腸から発達していった原始的な脳が、性行動にもかかわっていたのです。

結果、人間の脳には今も「食欲」と「性欲」が隣り合った部位に存在しています。つまり、「食べること」と「セックスすること」は同じ水源にあるのです。したがって、欲が満たされると性欲は抑制されやすくなり、空腹で食欲が増しているときは性欲も高まる傾向があることがわかってきています。ちなみにハエでも失恋すると（つまり、性欲が満たされないと）、摂食活動が旺盛になると報告されています。

よって、夫婦のセックスレスを解決するには、まず食べ過ぎをやめることです。夫婦で腹8分目を心がけることで、水源の水を性欲に流すことができるでしょう。

ただし、食欲が満たされるといっても、「満腹感」と「幸福感」は全く違うことに注意してください。質が良く、適度な量の食事を摂ったときの「満足感（幸福感）」はまず性欲を損なうものではありません。

もうひとつ性欲を回復するヒントとして、私は以前、農業共同組合（JA）主催のシンポジウムで、福井県で「おけら牧場」を営んでいる山崎洋子さんと対談したときに教えていただいたことがあります。
山崎さんはたくさんの牛と馬を飼っているそうです。牛や馬を長く畜舎内で飼育していると、発情も交尾もしなくなるそうです。しかし、その牛や馬も、農場にしばらく放し飼いにすると、交尾する意欲が回復するのだそうです。
これは人も同じでしょう。きれいに整った家や社屋の中だけで過ごしていると、野生性が失われていきます。野生性は、自然の中で解放されるものです。セックスレスを改善したいならば、現代の生活に「自然」をどんどんとり入れることです。休日には2人で山登りをしたり、海や川にでかけたり、家庭菜園をつくったり……。文明社会を離れ、ときには自然に帰ることも、野生性をとりもどすために大事なことです。

【腸思考法】

あたま：「妻の態度が冷たい。何を1人でイライラしているのだろう」
おなか：「夫婦の距離があいているから、妻の気持ちがわからなくなったのだろう」

Q4 初孫を楽しみにしているのに、嫁がなかなか妊娠してくれません。

A 日本人の「超清潔志向」は男性不妊を増やす一因になっています。不妊の原因は、女性の問題だけではないのです。

日本の少子化が社会問題となってずいぶんの年月がたちました。2016年に国内で生まれた日本人は約98万人（厚生労働省、人口動態統計）。この統計を始めた1899年以降で100万人を割るのは初めてのことです。

日本の出生率の低下の原因は、経済的な問題に加え、結婚したがらない若者が増えたこと、結婚しても子どもを欲しがらない夫婦が増えたこと、そして欲しくても子どもを授からない夫婦が増えていることなど、数々の要因があるとされます。

なかでも最大の原因は「セックスレス」と分析する人がいます。日本家族計画協会（JFPA）の北村邦夫専務理事です。JFPAが日本の16〜49歳の男女936人を対象に調査したところ、31パーセントが「特定の理由はないが、1カ月以上セックスをしていない」と回答。しかも、30代の若き夫婦も半数近くがセックスレスだったのです。この結果を見れば、日本の少子化が進むのも当然とうなずけます。

しかしなぜ、日本人はこんなにもセックスレスなのでしょうか。

私は「日本人の超清潔思考」がおおいに関係していると考えています。

私が大学に勤めていた頃、「セックスは汚いからしたくない」といった男性は1人や2人ではありませんでした。「尿の出るところをくっつけあうのは汚い」というのです。

日本人の「異常なきれい好き」は、精子異常の男性を増やす結果ともなっています。「きれい好き」の人は、自分の体をせっせと洗います。洗濯では強力な洗剤を使います。すると、ビスフェノールAのような化学物質が出てきます。また、商品は「きれいに見せる」ために多くの包装が使われます。それらを焼却処分するとダイオキシンが出てきます。このダイオキシンやビスフェノールAのような物質は、生体内で内分泌系をかく乱することから、「環境ホルモン」とも呼ばれています。

この環境ホルモンは、女性ホルモンのような働きをすることがわかっています。これが自然界にばらまかれたため、さまざまな異常現象が見られるようになりました。野生のワニで、メス化したオスが見つかりました。雌雄同体の魚も報告されています。

環境ホルモンの原因となるのは化学物質です。殺菌剤、防腐剤、殺虫剤、農薬、食品添加物など約70種もの化学物質が環境ホルモンとしてあげられているのです。

こうした環境ホルモンを親や本人が日常的に使ってきたことで、人間の男性にも問題が起こってきています。精子数が減少したり、精子の受精能力が失われていたりなどの精子異常の男性が増えてきているのです。実際、日本の10組の夫婦のうち1組が不妊に悩み、理由の半分以上は男性にあるとも推計されているのです。

不妊に悩む女性に話を聞いたことがあります。親からの「まだなの？」の一言にどれほどの涙を流したか、でも「夫の精子に問題がある」とは、夫のプライドを傷つけてはいけないので、誰にも話せないといっていました。

孫ができない理由がなんであっても、「孫がいないのは寂しい」という親の正義だけを主張してしまうと、大事な息子夫婦との信頼関係が失われることになりかねません。

そんなときこそ、腸思考法を使ってください。深呼吸しておなかで考えれば、「夫婦のことに口出しすれば嫌われるだけ。温かく見守ろう」と客観視できるはずです。

【腸思考法】

あたま：「早く孫の顔を見たいのに、嫁はなぜ赤ちゃんを産まないのかしら」

おなか：「孫ができないのは、息子にも原因があるのかも。温かく見守ろう」

Q5

家族のために自分を犠牲にしてがんばって来たのに、「ありがとう」の一言もないと、むなしくなります。

A

「人の為」と書いて「偽（にせ）」となる。「あなたのため」とする行為を相手は「ありがたい」と思っていないものです。

インドネシアの生活環境は、お世辞にも清潔とはいえません。また賄賂があたりまえで、ドロボウも多い国です。でも、人々はおおらかで人間味があり、自らの野生性を大事に自然と融和した生活をしています。ですから、セックスレスや少子化の問題とも無縁です。

私もインドネシアで何度もドロボウにあいました。そのたびに、私の持ち物はお金と引きかえに、私の手もとに戻ってきました。そのお金をドロボウたちは地域の人たちとわけあっていました。インドネシアではお金を持っている人が、持っていない人に分配するのがあたりまえのことなのです。

最近、日本では、「忖度《そんたく》」という言葉がメディアやインターネットで流行語のようになりましたが、おおむねネガティブなニュアンスで受け止められていたように思います。日本では、忖度ですらこのようですから、賄賂となれば、言語道断、とても悪いこととされ、見つかれば逮捕されます。しかし、インドネシアの人々は賄賂をそれほど悪いと思っていないようです。

インドネシアに限らず、賄賂や汚職は、もちろん、許すべきではない社会悪ではあります。しかし、インドネシア人を見ていると、「そこには、法や行政の不完全さを補い、効率化を保つ機能があり、社会の潤滑油としての側面があるようにも思えます。

これはイスラム的倫理観・経済観に通じるのかもしれませんが、インドネシアでは、賄賂で得たお金は、持っていない人みんなでわけあい、そのことを「あたりまえ」と思っているふしがあるのです。

「偽（にせ）」という漢字を見てください。「人の為」と置き換えられます。しかし、「あなたのために」といって行動することを、相手はたいてい「ありがたい」と思っていません。「偽」の行動に「愛」を感じられないからです。

日本語の「ありがとう」とインドネシア語では「テレマカシー」といいます。でも、「ありがとう」という言葉をインドネシア語では「テレマカシー」といいます。でも、

日本の時代劇では侍がお殿様に向かって「ありがたき幸せ」と平伏する場面がよく出てきますが、日本語の「ありがとう」は「ありがたい（ほどの）幸せ（厚意）をいただいた」ということで、相手に対する感謝の意味が強くこめられています。

これに対し、「テレマカシー」は、もちろん、感謝の言葉ではありますが、直訳すれば、「（あなたの）厚意（＝カシー）を受け取りました（＝テレマ）」となり、そこには元々、「感謝する」という意味はありません。

意味するところは、「あなたが私に示した「厚意」は、あなたがやりたくてした行為であり、私はそれを受け取った（だけ）」ということであり、受け取る側に「もらって当然」という意識があるとすれば、厚意を示した一方にとっても、相手が感謝す

る、しないは大きな問題ではないという意識が根底にあります。

「感謝する」と口にしたとき、往々にして、感謝される側には見返りを期待する気持ちがあり、感謝する側にはお礼をしなければという義務感が生まれますが、「テレマカシー」には偽善はなく、愛だけがあります。

第35代アメリカ合衆国大統領のジョン・F・ケネディはこんな金言を残しました。

「祖国があなたに何をしてくれるかを尋ねてはなりません。あなたが祖国のために何をできるか考えてほしい」

「誰かに何かしてもらうこと」「自分の行いに対し、相手から感謝してもらうこと」を求めてしまうと、心はとたんに窮屈になります。

あなたが車を運転しているとき、側道から出ようとしている車に先を譲ってあげたとします。このようなとき、譲られた車はハザードランプを2、3回点滅して感謝の意を示すことが最近ではマナーになっています。前を行く車がこの点滅をしなかったとき、あなたはムカッとしませんか。

これは自分が主語になっておらず、他者を主語に物事を考えているからです。この考え方をくり返していては、自分自身の成長につながりません。しかも、「ありがとう」

といってもらえない不満は、他者に対して心を頑固にさせてしまいます。

車の例でいえば、先を譲ったことで、あなたの行為は完結しています。相手が感謝の意をきちんと示さないからといって、それにストレスを感じてしまうように自分を誘導する必要はまったくないのです。


何か思い通りにならなくても、それを人のせいだけにせず、自分を主語に考える練習をしましょう。腹をたてるより、腹で考えること。つまり、腸思考法を使うのです。

自分はこれだけ一所懸命、家族のために尽くしているのに、家族は感謝の気持ちを示してくれないと不満が募ったとします。

「ありがとうといってくれない」ことに不満を感じているのは「あたま」つまり脳です。あなたにはそのように愛情を注げる家族がいるのです。自分の行為に対する家族からの見返りを期待するのは小さなことだと、おなかで再思考することです。自分を主語にすれば、「私が不満を抱えなければ、家族が感謝していないと感じることもなかった」という発想も生まれます。

こうしておなかで思考する練習を続けていくと、多様な考え方ができるようになります。すると、家族から「ありがとう」の言葉がなくても、腹が立たなくなります。

あなたは、家族にたくさんのことをしてあげられるほど愛情の深い人なのでしょう。家族はその愛を「テレマカシー」ともらっているだけなのです。「自分がやりたいことをやって、それを家族に施してあげている」と考えれば、気持ちも楽になるものです。

【腸思考法】

あたま：「家族ばかり楽をして、自分は大変な思いばかりしている」

おなか：「自分には深い愛情を注げる家族があり、だからこそ家族は安楽に過ごしている」

第6章

おなかの底から正直になると免疫力は強くなる

Q1 「自分らしく生きる」といいますが、どうすれば、そんな素敵な生き方ができますか。

A おなかで「楽しい」と感じる感性にしたがって生きること。それが「自分らしさ」です。

私は、自分のことを「個性的な人間」とはまったく思っていません。ただ、ひたすら興味のおもむくままに、人体に寄生する菌や虫と免疫の関係を研究してきたら、いつのまにか「寄生虫博士」と個性的なあだなで呼ばれるようになっていました。

しかし、そう呼ばれるきっかけとなった、寄生虫によるアレルギー抑制説は、20年もの間、日の目を見ることはありませんでした。

日本では、人体を使った実験が倫理委員会などで禁じられています。しかし、私は自らの説を証明するために、サナダムシを5代にわたり15年間、自らの腸で飼い続けました。そうして、このメカニズムを明らかにしました。

その後、いきすぎた日本人の抗菌ブームに警鐘を鳴らすと、今度は医学関係者のみならず、抗菌除菌を売り物にする人たちからバッシングを受けるようになりました。

それでも、私は寄生虫をはじめとする、体内に生息する微生物が、私たちの体を守ってくれていることを確信していました。そこで今度は、土壌菌を入れたカプセルを毎日飲み込んで、自分自身の免疫力がどのように変化するかを調べました。

こうした実験は、医学関係者からのバッシングをさらに増やす結果となりました。医学部では倫理委員会が開かれ、私は何度も査問委員会の被告席に座らせられました。

それでも、私は大好きな研究のため、屈しませんでした。そうして今も、好奇心にしたがって研究を続けています。現在のテーマは、「ピュアなもの（精製された白い食べ物）ほど、なぜ腸に悪いのか」であり、日々、ウンコの分析に勤《いそ》しんでいます。

振り返ってみると、私の研究人生は、一貫してタブーに挑み続けるものでした。人とは違った視点から物事をとらえる。このポリシーは、疑問を常に持ち続けなければならない科学者にとって重要な姿勢だと思っています。

こんな私の生き方を「藤田にしかできない」といってくれる人もいます。それはそうなのだと思います。私の人生は、私のものだからです。「好き」「楽しい」「やりたい」「知りたい」と感じることは、人によって違います。おなかの底から感じることに正直になること。そうした生き方は、免疫力を強くし、よりよい人生を生きる源になってくれるのでしょう。

私は50年間以上にわたって免疫の研究もしてきました。免疫は単に風邪を引かない、がんにならない、アトピーや自己免疫疾患にならない、といったことだけでなく、心の問題や生き方にも大きくかかわっています。

それは、免疫力の7割は腸がつくるとお話ししましたが、残りの3割は心がつくっているからです。心がつくる免疫力は、「楽しく笑う」「ポジティブな思考」「他人とのコミュニケーション」「規則正しい生活」「自然と触れ合う機会をもつこと」「ストレスを避けること」によって強化されます。これらは、あたりまえのことばかりです。そのあたりまえの生き方を自分の「好き」「楽しい」と感じる方法で行っていけば、それがすなわち「自分らしい生き方」へとつながっていくのでしょう。

つまり、「自分らしい生き方」とは、まわりから「すばらしい」「すごい」とたたえられる生き方ではなく、自分が「楽しい」と感じられる生き方だということです。

【腸思考法】

あたま：「あの人は、あんなに素敵な生き方をしていてうらやましい」

おなか：「自分が『楽しい』と思えれば、こんなに素敵な生き方はない」

Q2 来年、定年退職をします。第二の人生ですべきことが見つかりません。

A 「すべきこと」ではなく「やってみたいな」という好奇心に反応してみましょう。

60歳を過ぎたころから、同窓会のお知らせがたびたび届くようになりました。何度か参加したこともあるのですが、懐かしい面々との再会に、私はなぜか苦痛を感じました。何がこんなにストレスなのだろうと観察すると、会話の内容が、かつての仕事の自慢話か、老後の不安、家族の愚痴ばかりだからと気づきました。

これまで日本人の多くは、「常に上を目指して一生懸命に働かなければ、人間の価値はない」という固定観念を持って生きてきました。日本の経済が大きく発展し、世界有数の豊かな国となる中で、地位と名誉とお金とモノと、多くを手にすることが、幸せにつながると刷り込まれてきたのでしょう。

しかし、定年により仕事を失うと、その価値観にゆらぎが生じます。目指すべき「上」がなくなってしまうからです。すると、「自分の生きる価値は何なのか」という大きな不安や迷いが生じます。心に不安が生じると、体の変調にも敏感になります。老いを感じやすくなるのです。そんなときに、同じように不安を感じながら生きている旧友に会うと、「自分だけじゃない」と安心したい気持ちになるのも理解できます。

しかし、そんな安心は一時の逃避に過ぎません。それだけではなく、「自分だけじゃない」と愚痴をいいあうことは、相手のストレスをも共有することになります。会話のなかで、思わず口をついて出てしまった言葉があります。

私：「そんなに、昔の自慢話や愚痴ばっかりいってると、免疫力が下がるよ」

旧友たち：「今も現役で働く藤田には、俺たちの気持ちなんかわからないんだよ」

そこにいた面々から非難轟々、肩身の狭い思いをするはめになってしまいました。

日本人はとなりの人と同じでないと不安になる人が多いように感じます。ある意見が主流になると、みながそれにしたがってしまうのです。ましてそれが正しいと認知されると、他の意見はすべて排除されてしまいます。しかし、隣の人と横並びでいることに安心していては、自分のやりたいことを見つけることができません。

せっかく定年したのです。「上」を目指すばかりの競争社会から離れられたのです。「やるべきこと」ではなく、「自分がやりたいこと」を見つけていきましょう。

仕事中心に生きてきた人は「やりたいことなんてないよ」というかもしれません。それは、大きなことを考えているからだと思うのです。

人の変化とは、「身近なところ」「小さいところ」から始まるものです。

ある日突然、「やりたいこと」が見つかるのは奇跡のようなものです。「ちょっとだけやってみたいな」「少しだけ興味があるな」と好奇心が反応するものがあったら、そこから行動を起こしていってみてはどうでしょうか。

好奇心は「腸」が生み出します。好奇心は元気で健康な肉体とその健康な精神から生まれて、前向きのエネルギーを創り出すものです。そして、健康な肉体と精神は腸が大きくかかわっているのです。

振り返れば、私の研究人生も身近なところへの好奇心に導かれながら、ここまでやってきたという思いがします。「なんでだろう」と感じたものをとりあえず調べてみて、興味が広がっていくものがある一方、答えの出なかった研究も山ほどあります。でも、失敗から学ぶことは多かったし、「無駄だ」「やってもしかたがない」と心にブロックをかけることもしませんでした。このようにして、好奇心を燃やし、やりたいことを積み重ねてきた一日一日が、結果として、50年以上も研究生活を続けてこられたことにつながりました。

定年してもまだ60歳。どんなことも10年も続ければ「ベテラン」です。そのときでもまだ70歳。生きている限り、好奇心を持ち続けていこうではありませんか。

【腸思考法】

あたま：「これからの人生、何をしたらいいのかわからない」

おなか：「今日一日、自分が『やりたい』と思うことを楽しめばいい」

Q3 70代になりました。「ピンピンコロリ」と生きるには何をすればよいでしょうか。

A 病気は、遺伝子より生活歴に宿る。寝たきりになりたくなければ「寿命の回数券」を上手に使いましょう。

「ピンピンコロリ」とは、元気に自立しながら長生きし、病気に苦しむことなくコロリと逝こうという考え方です。理想的な生き方ですね。

でも、日本は「ネンネンコロリ」の国といわれます。世界一の長寿国ながら、健康寿命（健康上の問題がないまま日常生活を送れる期間）が短いのです。どういうことでしょうか。健康を失ってから最期を迎えるまで、つまり寝たきりになったり認知症になったりしながら、男性で約9年、女性で約13年も平均して時を過ごすのです。

人は、誰もが100歳の寿命を持って生まれてきています。

私たちのDNAにはテロメアという「寿命の回数券」が組み込まれていて、それがちょうど100歳まで生きられる長さを持っているのです。テロメアは「回数券」ですから、使い方によって短くなる期間が違ってきます。病気をしたり、活性酸素を大量に発生させたりするとテロメアの短縮のスピードは速まります。ストレスをためずに「あるがまま」に生きていれば、そのスピードはゆっくりになります。そうして上手に生きていると、寿命の回数券を125歳まで伸ばせることもわかっています。

私たちは長い間、病気のリスク遺伝子を持ってない恵まれた人が、長生きできると考えてきました。しかし、そうではなかったのです。これは最新の遺伝子研究でも明らかにされています。長寿者も若年者も、同じように病気のリスク遺伝子を持っています。病気を起こす確率は、遺伝子よりも生活歴のほうがよほど大きいのです。

こうして考えると、理想の死に方（生き方！）であるピンピンコロリとは、健康に長生きすることとイコールであることがわかります。すなわち、ピンピンコロリを達成するためには、腸を鍛えて免疫力を高め、病気にならない体づくりをすることが必要だとわかります。

病気の9割は活性酸素がつくることは前にお話ししました。テロメアの短縮を速めるのも活性酸素です。ですから、食物繊維をしっかり食べて、腸内細菌にせっせと水素を発生してもらい、活性酸素を無毒化することも大事です。さらに、野菜や果物にはフィトケミカルという抗酸化成分がたくさん含まれます。これは、「苦み」「辛み」「色み」「香り」の成分です。この4つを強く感じられる野菜類を積極的に食べることも心がけましょう。

ピンピンコロリの体づくりには、筋肉量を増やすことも大事です。筋肉は何歳になっても増やせる臓器です。90歳を超える高齢者であっても、筋肉トレーニングを行うことで、筋肉量や筋力を改善できることは科学的にも証明されています。

筋肉は、ウォーキングなどの有酸素運動だけでは増やせないことがわかっています。そこで私は、週に数回はプールに行っています。水中を歩いたり軽く泳いだりするだけで、効率的に無理なく筋肉を増強できるからです。

足腰の強化には、四股《しこ》踏みとスクワットが効果的です。相撲中継を見ながら、できる範囲でよいので、力士と一緒に四股を踏むだけでも、非常によい運動になります。

最後に大事なのは、ストレスをためないこと。ストレスは、活性酸素を大量に発生させる一因です。そのためには、他者に惑わされないメンタルを築きましょう。私も批判されることの多い人生を歩んでいます。先日、スタッフに「藤田先生は、トンデモとかエセ科学者で、ネットに出てますよ」といわれました。しかし、幸いにも私はパソコンの使い方がわからないので、精神的ショックを受けずにすんでいます。

【腸思考法】

あたま：「自分ももういい歳だ。寝たきりになったらどうしよう」

おなか：「腸と心と筋肉は何歳になっても鍛えられる。強化に努めよう」

Q4 妻が亡くなって数年。気になる人ができました。「よい歳をして」といわれてしまうでしょうか。

A 恋は最良の若返り法。更年期以降、老け込む人と若々しい人の違いは性ホルモンで決まります。

久しぶりに会った知人とゴルフに行くことになりました。その日、彼はとても暗い顔をしていました。数カ月前に奥さんが病気で亡くなってしまったというのです。「メシを食べる気力も出ないんだよ」という彼に、せめて味噌汁だけは自分でつくって食べるようにアドバイスしました。野菜をたっぷり入れ、味噌という発酵食品を使ってつくる味噌汁は、腸内細菌のよいエサになるからです。

それから、私も忙しい日が続き、なかなか会う機会もないまま、数年が過ぎたある日、彼から再びゴルフに誘われました。そこには、見違えるようにイキイキと笑顔を輝かす彼がいました。1年前に好きな人ができ、おつきあいをすることになったそうです。

「妻に悪いなとも思うのだが、私が暗い顔で早死するよりも、はりあいを持って生きているほうが喜んでくれると思って」

と、のろけ話をたくさんしてくれた後、「いい歳をしてと思われるかもしれないが、これも、具沢山の野菜の味噌汁を毎日欠かさず続けた賜物で、健康でいられたおかげだと思っており、藤田さんには感謝の気持ちをぜひとも伝えなくてはと思っていた」と真剣な顔で打ち明けてくれました。

「よい歳をして恥ずかしい」というのも、脳がつくり出す感情です。まわりにどう思われるかを気にしていると、「恥ずかしい」という感情が生まれます。そうやって自分の中からわき出す感性を殺していると、命を縮めるもとになります。ストレスが活性酸素を大量に発生させるからです。

私は何歳になっても恋はしたほうがよいと思っています。恋は最良のアンチエイジング（抗加齢）法です。ときめく心は人を若返らせ、輝かせてくれるのです。

なぜなら、恋する心は性ホルモンを分泌させるからです。性ホルモンは、生殖活動に必要なだけの物質ではありません。更年期以降は、若々しく長生きするために不可欠な働きをしてくれています。これがあることで、老け込まずにすむのです。

ところが困ったことに、更年期を迎える頃には分泌量が著しく減っています。そこで、性ホルモンを枯らさないためには、まず性ホルモンの原料を食べることです。

性ホルモンはコレステロールからつくられることは前にお話しました。「高カロリーだから」「命を縮めるもとになるというから」と、肉を避ける人もいますが、元気な百寿者はみんな肉好きで、菜食主義の人はいません。

なぜでしょう。腸が元気だからです。腸を元気にする要諦とは何でしょう。大事なのは、決して食べすぎず、適度に食べること。ときにはスタミナがつきそうな、大切に育てられた質のよい肉（ビフテキ）を食べることです。多少の贅沢は許してもらうことにして、私も、週に2回は妻と国産のステーキを楽しんでいます。

さらに効果的に性ホルモンを増やすのが、恋です。恋する心は性ホルモンを分泌させます。このことに年齢の差はありません。性ホルモンが体内で働いていると、性的魅力を備えたまま若々しくあり続けることができます。

それでは、いつまでもときめきを忘れない心を持つにはどうしたらよいでしょうか。出会いは、人間関係の希薄なところからは生まれません。人間関係を強く持つためには広く社会に出ることです。それは、仕事など利害の絡む場所ではなく、男女がフラットな気持ちで楽しめる場所であることです。

たとえば男女が集まるハイキングやダンス、カラオケなどのサークル、趣味のカルチャースクールなどです。そうした場所に参加すると、どうすれば周囲に好感を持たれるか考え、「性格を変えてみる」「態度を変えてみる」「聞き上手になる」「おしゃれをする」などと、新たなチャレンジができます。そうしたはりあいのある日々が、よい出会いをつくってくれるでしょう。

【腸思考法】

あたま：「この歳で恋なんて、恥ずかしくてできない」

おなか：「人生は一度きり。恥ずかしがって出会いを求めないのはもったいない」

Q5 妻から離婚をいい渡されました。「家事をしない人と一緒にいるのは疲れた」といわれました。

A 40歳を過ぎて離婚した男性は寿命を10年縮めるとも。「女性のためのポルノ」が女心をつかむ秘訣です。

40歳を過ぎて離婚した男性は、がんになりやすいという統計があります。離婚は、男性の寿命を10年縮めるともいわれます。

この傾向は、妻に先立たれた男性にも強く現れます。奥さんに先に逝かれると、夫は3年以内に亡くなる人が多いのです。

その点、女性は違います。離婚をしようと、夫に先立たれようと、寿命に変化は現れません。むしろ若返り、はつらつとし始める人もいます。家庭内でふんぞり返ってばかりの夫がいなくなり、ストレスから解放されるのかもしれません。

この男女の差は、免疫力にも違いを生みます。女性は隣に男性がいてもいなくても、免疫力に変わりがありません。しかし男性は、隣に女性がいないと、免疫が落ちるタイプが多いのです。男のほうが「寂しがり屋」なのかもしれません。

加えて、食事がおろそかになりがちなことも、免疫力を低下させる一因です。

私の弟も、バツイチでした。静岡市民病院の整形外科部長をしていた彼は、離婚後、多忙を極めていたこともあり、食事は電子レンジでチンするものばかりでした。

チンだけで食べられるものには、好きなときに、好きなものを食べられるメリットがあります。そんな便利さを支えているのは、保存料や着色料などの食品添加物です。日本で認可されている食品添加物は1500種類を超え、世界一の多さです。

そのなかには、石油から合成された化学製品も数多くあります。そうしたものを毎日のように腸に入れていると、腸内細菌が減って免疫の働きが悪くなるばかりか、活性酸素が大量に発生して、「寿命の回数券」を著しく消耗してしまうのです。

私は弟に会うたび、「ちょっとは手作りして食べないと、がんになるよ」と注意しました。でも、兄の思いは届かず、50代の若さで膵臓がんで亡くなってしまいました。

ご自身の健康長寿を守るためです。奥さんを想う気持ちがあるならば、離婚はしないほうがよいでしょう。では、どうすれば奥さんに心変わりしてもらえるでしょうか。

アメリカでは『Porn for Women（女性のためのポルノ）』という本が出版されています。この本にはイケメン4人が登場します。そのうちの1人はキッチンを掃除しながら、「こういうことは、いわれる前にやるのが気持ちいいんだぜ」と歌っています。別のページでは、夜中に起き上がったイケメンが「ベビーが泣いているんじゃないかな？　よしよし、今行くからね」とつぶやく姿が写っています。

男性のポルノと女性のポルノとでは、このようにまったく違うものなのです。女性の心理をくすぐるこの本は、女性が求めるものをよく表していると感心します。離婚をくい止めたいなら、「女性のためのポルノ」をできることから始めてはどうでしょう。

実際、夫が家事や育児を手伝うようになると、妻のストレスは減り、夫婦喧嘩も減り、家庭内での満足度は高まるといわれます。また、女性が外に出て働き、家計を応分に負担するようになると、結婚は長続きする傾向にあるということです。

さらに、家庭での責任を分配するカップルは、性交の回数も多いという調査結果もあります。かくいう私も自慢できるようなおしどり夫婦ではなく、家事も苦手なので、「女性のためのポルノ」を十分にマスターできているわけではありませんが、妻に「ありがとう」と言葉に出すことから始めて、少しでも妻とのいい関係を続けて行こうと思っています。それが、妻の健康長寿のためにもなり、私自身の健康長寿のためにもなるからです。

【腸思考法】

あたま：「妻が出ていきたいというのならば、勝手にすればいい！」

おなか：「妻がいなくて困るのは私のほう。修復は待っていてはできない。まずは努めてでも『ありがとう』といおう」

Q6 どんどん老け込む自分に嫌悪感を覚えます。若々しくあるにはどうしたらよいでしょうか。

A 「若返りブーム」に踊らされない。真実の方法は、あなたの生活の「自然」と「好き」の中にあります。

私の親父は、家族そっちのけで、好き勝手なことばかりしている人でした。毎日、好きなことを楽しくやっている親父はとにかく元気でした。私の弟はテニスが強く、国体の選手になるほどの腕前でしたが、親父は60歳まで弟と互角に闘っていました。親父は70歳で療養所の所長を辞め、町の診療所で医師として働き続けました。80歳を超えたころ、静岡県内の老人病院の雇われ医になりました。

ある日、病院に呼ばれて向かうと、事務長から「医者だか、患者だか、わからなくなった。引きとってほしい」といわれました。認知症が少々と、軽い糖尿病でした。亡くなったのは、わが家に引きとってから1年後。生涯現役で幸せな人生でした。

毎日、楽しく好きな仕事をする。これが親父が元気で90歳近くまで現役であり続けた原動力になったと思っています。

近年、体の衰えをやわらげ、健康と若さを保つアンチエイジング（抗加齢）が注目されています。若さと健やかさを保ち、長寿を願うことはよいことに決まっています。しかし、このアンチエイジングブームには過度の期待や過大な評価も見られます。コマーシャリズムが見え隠れしていることも否めません。「この商品を使えば、こんなに若々しくいられる」とうたいあげる宣伝文句は、その最たるものでしょう。

本当のアンチエイジングとはもっと簡単で、お金のかからないものです。現代文明は人間の寿命を延ばしましたが、その一方で、老化を加速させているのは、憂うべきことです。アンチエイジングの方法は文明と正反対のところにあります。その基本とは「自然」と「好きなこと」です。

アンチエイジングの第一の基本は、腸です。腸内細菌は、私たちの遠い祖先が住んでいた原始社会の菌たちと同種です。約40億年前の、まだ酸素のない地球と同じ環境が、今も私たちの腸内に再現されています。その腸が心と体を結び、健康と若々しさをつくる原動力となっているのです。

つまり、若返りに必要なのは、高級化粧品でも高価なサプリメントでもなく、腸の健康を気づかった毎日の食事です。若返りのためには「腸寿食」です。

繰り返しになりますが、高食物繊維・低脂肪の食事、発酵食品、オリゴ糖、食品添加物を使っていない自然の食べ物を摂ることです。

適度の運動も必要です。日常的に運動している人は、していない人より免疫力が高いことがわかっています。体を動かすことは、人体にとって自然なことだからです。

さらに、毎日笑うことも、私たちを若返らせてくれます。免疫力が上がるのです。コメディビデオを1時間見て声を出して笑っていると、免疫細胞が活性化し、その効果は12時間以上続くという研究結果もあります。

私も毎日、大好きな落語を聞いて声を上げて笑うようにしています。たとえおもしろいことがなくても、笑顔でいることです。笑顔をつくると脳が勘違いし、「楽しい」という感情がわいてくることも、科学的に証明されています。

最後は「好きなこと」を大事にすることです。悲しいことは考えず、好きなことを楽しみましょう。ストイックに生きるより、お酒も多少は飲んで、陽気に暮らしている人のほうがストレスが少なく、免疫力を高く保てるのは、科学的にも明らかです。私たちを若返らせてくれる方法とは、日常生活の「自然」と「好き」にあるのです。

【腸思考法】

あたま：「あのタレントが宣伝してるサプリメントを飲めば、元気でいられるかな」

おなか：「高価な商品はいらない。『自然』と『好き』こそ、若さの秘訣」

第7章

年代別 心がスーッと軽くなる腸思考法

【30代】人をうらやんでも、自分の成長にはつながらない

「自分の人生、これでよいのだろうか」

30代になると、そうした悩みを持つ人が多くなります。

20代までは、学生時代の友人となんとなく横並びで、会えば仕事や恋愛、人間関係の愚痴をいいあうなど、同じような悩みを共有していたはずです。

しかし、30代になると、友人たちとの横並びは大きく崩れます。

結婚し、子どもが生まれるなど家庭を持つ人がいる一方で、独身の人もいます。

仕事にやりがいを感じている人、キャリアアップに専念する人がいる一方で、「好き」を仕事にできずに楽しめない人、むなしさを感じている人もいます。

ただ共通するのは、それぞれの場所で、内容こそ違っていても、悩みや迷いを抱えていることです。ところが、自分にないものを持っている人を見ると、「自分にもあんな人生があるのではないか」と、ねたむ心が生まれやすいものです。

そんなときにこそ腸思考法を実践しましょう。新鮮な空気を腸に送るつもりで深呼

吸し、腸で考えることです。不安やねたみなどのマイナスの感情は、脳が起こすものです。腸を中心とした考えを持てば、脳の暴走は抑えられ、無駄に悩まずにすみます。

仏教では、「あるがままを観察して、今ここを生きる」と教えています。冷静かつ客観的な観察力や判断力を身につけることで、脳のやっかいな思い込みに振り回されずに生きられることを、2400年も昔に、仏教の開祖ブッダは気づいていたのです。

今、ここにあるのがあなた自身の人生です。「自分の力で何とかする」という意識は、あなたを自由にします。同じ仕事でも、視点やとらえ方を変えれば、「好き」や「やりがい」を生むこともできるでしょう。他人をうらやんでも何も生まれません。でも、今ある生活を楽しめば、「あるがまま」の自分を成長させることができるでしょう。

【腸思考法】

あたま：「あの人は仕事も家庭もうまくいっていて、うらやましいな」

おなか：「人をうらやんでしまうのは、自分が今の人生を楽しんでいないからだ」

【40代】悩み多き年代。体を整えれば、心のモヤモヤも消えていく

「四十にして惑わず」と論語ではいいます。狭い見方にとらわれることなく、心の迷いがなくなる、というのが40代とされているのです。

「人生七十古来稀なり」は8世紀、唐代の詩人、杜甫の詩の一節ですから、現代の平均寿命から考えれば、「古稀」とはさしずめ、90歳ということにもなるのでしょう。孔子のころの四十代は現代の五十代半ばとみるべきかもしれません。

したがって、40歳になったからといって、迷ったり悩んだりすることから解放されるわけではありません。子どもは思春期に入り、パートナーとは長年ともに暮らしてきたことでかえって気持ちが通わなくなり、職場では上司と部下との板挟みで苦しみ、経済的にも不安を抱えやすいのが、現代に生きる40代です。

そうした悩みに輪をかけて、体力が低下するなどの体の変化が強く現れます。

更年期が近づいて来るにしたがって、外見の変化も強く感じるようになります。肌や髪に衰えが現れ、太り出す人が多くなります。一晩寝ても疲労感がとれず、肩こり

や腰痛に悩まされる人も少なくありません。

こうした体調不良は、心にも影響を与えます。他者のちょっとした言動にイライラし、怒りっぽくなったり、不安を強く感じたりしやすくなるのです。

でも、いくら悩んだところで、今の状況が変わるはずもありません。そんなときには、体の改善からアプローチしていきましょう。「心身一如」というように、心と体はつながっています。うつろいやすい心を整えるのは難しくても、体はあなたの努力にに正直に応えてくれます。体の改善から心に働きかけていくほうが、楽なのです。

まずは腸内フローラの改善を心がけることです。私は、「酢キャベツ（224ページ）」をおすすめしています。酢キャベツには、腸内細菌がつくり出す「短鎖脂肪酸」の生成量を増やす働きを期待できます。短鎖脂肪酸は腸粘膜のエネルギー源になり、腸の状態を改善する働きがあります。また、「大腸がんを防ぐ」「アレルギーを改善する」「血糖の上昇を抑える」「食欲を抑える」「便秘を改善する」なども期待できるのです。

【腸思考法】

あたま：「会社でも家庭でもイライラしてばかり。すべて投げ出したい」

おなか：「やる気が出ないな。酢キャベツをつくって食べてみよう」

【50代】定年までのカウントダウン中に何をするか

50代になると、「人生の半分以上が過ぎてしまった」と寂しさをふと感じる機会が多くなります。定年退職までのカウントダウンが始まるのも、50代です。子どもは成人し、巣立つときが来ています。これまで大事に築いてきたものが、1つ1つ手から離れていくことに、不安や悩みを大きくさせやすい年代ともいえるでしょう。

健康面でも、人によって差が出てきます。それまでの食生活の良し悪しが体に現れてくるのです。「医者の不養生」とはいいますが、恥ずかしながら私も若い頃は食べること飲むことが大好きで、そのつけを大きく感じたのが50代でした。重度の糖尿病や痛風になり、肥満体の赤ら顔、髪もハゲかかっていました。

しかし、生き方を変えやすいのも50代です。食事は自分だけ、あるいは夫婦のぶんのみを用意すればよくなります。少量ですむので、「量より質」にお金をかけられるようになります。気のあう人と好きなときに食事に出かけられるようになります。子育てへの時間が減ったぶん、自分の時間を多く持てるようにもなるでしょう。

また、60代からの人生を輝かせるには、50代の生き方が大事です。

まずは食べ方。今日食べたものは、10年後の体をつくります。食べ方を変えれば、体はかわってきます。私も糖尿病は糖質制限で改善させ、痛風はアルカリ性の水を1日1・5リットル飲むことでよくし、肥満は「腸が喜ぶものを腹8分目に食べる」ことを心がけて、一つ一つ解決してきました。すると赤ら顔もハゲも治りました。今、肌年齢を調べると55歳と判定されます。人は食事しだいで、若返るのです。

体が健康になると心も元気になります。ネガティブな思考が消え、「人生を楽しもう」とポジティブになれます。50代でやっておきたいのは、仕事以外の趣味を持つこと。遊びも10年間かけて極めれば、60代からの人生の大きな足がかりになるでしょう。

【腸思考法】
あたま：「子どもが巣立ち、定年も近づいてくる。寂しくなるな」
おなか：「今の生活が60代の自分につながっていく。今日をもっと楽しもう」

【60代】しがらみから解放され、心地よい人間関係を築けるとき

最近は、希望すれば退職年齢を65歳まで伸ばせる会社が増えてきました。とはいえ、会社勤めの人にとって、定年は避けられない現実でしょう。

「これから毎日、好きに過ごせる」と思うか、「明日からどうしよう」と思うか、「毎日、夫が家にいると疲れる」と思うか、それは人それぞれです。ただ、健康長寿やピンピンコロリをめざすならば、今こそ努めてでも前向きな気持ちをつくることです。

私自身のことでいえば、若い頃も楽しんでいましたが、60代からの人生は、生きるのがラクになったように感じています。腸の命じるとおり、自分を解放したのです。

第一に、いろいろなしがらみから離れられました。国立大学の教授の職を辞したおかげで、独自の研究を行っているといって、医学部内で批判されたり、倫理委員会の被告席に座らせられることがなくなりました。腹の中を探り合うような教授間の水面下の争いからも解放されました。「腹蔵《ふくぞう》なく」とよく使いますが、腸が元気になれば余計なものは溜めずシンプルライフを生きていけます。

職を辞すということは、利害の絡む人間関係から解放されることでもあるのでしょう。それだけでも、生きるのはとても楽になります。

とくに60歳を過ぎたら、ストレスはてきめんに健康を奪います。ですから、ご自身がストレスに感じることからはできるだけ遠ざかることです。

人とのつきあいもそうです。あなたが心地がよいと思える場所に出かけていって、心地よいと感じる人と会話することで、心地よい人間関係が築かれていきます。「出かけるところがない」と家に引きこもってはいけません。体も心も老け込むだけです。

だからといって、「苦手」「価値観があわない」と感じる人と無理につきあう必要もありません。私もストレスで心身のバランスを崩すのはイヤですから、苦手な人からのお誘いは「田舎の父が、危篤なもので」とウソをついてでも断るようにしています。

【腸思考法】

あたま：「定年し、毎日することがない。今日も一日どうしよう」

おなか：「引きこもり生活は体に毒。趣味のサークルを見つけて出かけてみようか」

【70代】100歳まで元気でいるために、今できること

私も76歳になりました。人は100歳の寿命を持ち、生き方しだいでは125歳までがんばれることを思えば、私などまだまだヤングボーイです。そう思えば、これからどんな研究だって始められそうな気がしてきます。

ただし、私たち年代は、無理は禁物です。どんなに「楽しい」「好き」と思うことも、自分のペースでゆったりとした気持ちで行うことです。若い頃のようにガツガツ取り組む必要はないのです。

好きなことを持ち、ゆっくりと自分のペースでできるのは、人生を長く生きてきた私たちに贈られる特権のようなものでしょう。世の中のしくみをもっとも熟知し、経験にもとづく開けた視野で物事をとらえられる70代こそ、最高に「脂ののっている世代」だと思うのです。

この年齢になると、最大の関心事は「健康」です。健康であってこそ、毎日を楽しむことができます。ところが、健康状態に大きな差が開いてしまうのも、70代です。

私の知人にも、寝たきりになったり、長いこと病院通いをしていたりする人が増えてきました。亡くなった友人も何人かいます。そうした悲しい現実に直面するたびに、「もっと健康のことを考えなければいけない」と熱心になるのも70代です。

70代からの健康法で大事なのは、第一に腸内環境によい食事をすること。第二に糖質をとりすぎないことです。糖質のとりすぎは活性酸素の発生量を増やし、認知症や糖尿病、がんの原因にもなるので気をつけましょう。

第三に粗食になりすぎないことです。これは60代にも共通しますが、60歳を過ぎたらコレステロールとたんぱく質が長寿の源になってきます。いずれも健康な細胞をつくる原料だからです。コレステロールは少々高めのほうが長生きですし、たんぱく質の摂取量が減ってしまうと、命を縮めやすいことは明らかな事実です。

【腸思考法】

あたま：「あと何年生きられるだろうか。死を考えると怖いな」

おなか：「心には柔軟に、体には誠実に向き合い、長寿を楽しもう」

◆エピローグ　心の病にとって「腸」の世界的研究は重要な試み

自閉症は腸内フローラの乱れに原因があった

「腸」は私の専門分野ではありますが、もちろん、「腸」が万能だといっているわけではありません。それでも、こうした心の病に対して「腸」および「腸内細菌」の役割に注目して、積極的に評価してゆくことは重要な試みだと考えています。今、世界で腸内細菌の研究がさかんに行われているのはそうした流れの一環ですが、その中で、自閉症の発症に腸内フローラの乱れが関与しているということが明らかになってきました。

私自身、ずっと日本人の心の問題が気にかかっていました。なぜ、うつ病になる人がこんなにも多いのだろう。なぜ、自分に自信を持てない人が多いのだろう。なぜ、怒りっぽくイライラしている人が多いのだろう。なぜ、自分の気持ちを伝えることが下手なんだろう。なぜ、他人を批判はかりする人が多いのだろう。なぜ、凶悪犯罪の低年齢化が進んでいるのだろう。なぜ、自殺してしまう人がいるのだろう……と。

こうした心の問題の解決法が語られるとき、専門家はそれぞれの立場で話をします。でも、それらはいつでも決定的な策とはなっていません。心の問題を心だけで考えてもよくはならないし、脳の問題を脳機能から改善しようとしても無理だからです。

これまで、自閉症は先天性の脳の機能障害とされてきました。そのため、治療には脳の異常な興奮を鎮める薬が使われていますし、療育の方法は脳へのアプローチが主でした。しかし、それでは根本的な解決につながらず、症状もなかなか改善しないのが実際のところです。

ところが最近の研究で、乳児期に長期にわたって抗生物質を投与された子に自閉症の発症者が多いことがわかってきたのです。『あなたの体は9割が細菌：微生物の生態系が壊れはじめた』（河出書房新社、アランナ・コリン著）によれば、自閉症児の93パーセントが2歳になるまでに耳感染症を経験しています。自閉症でない子どもでは57パーセントです。

耳感染症で多いのは中耳炎です。そうした耳感染症にかかると、一時的に聞こえが悪くなります。また、放置すれば症状が悪化しかねません。こうしたことを防ぐために、耳に侵入した病原体をたたこうと抗生物質が投与されるのです。

耳感染症の回数が増えれば、抗生物質を飲まされる回数も増えます。自閉症児はそうでない子に比べて3倍以上もの抗生物質を与えられているという報告もあります。

とくに生後18カ月以内に抗生物質を与えられることは、自閉症の発症の大きなリスクになるというのです。この生後18カ月間というのは、腸内フローラの組成が発達し、ほぼ完成するのと同じ時期です。薬を飲めば、まず腸に入ります。耳にいる病原体を殺す前に、腸内細菌に大きなダメージを与えます。

腸内フローラがまだ未成熟な時期に抗生物質を腸に入れてしまうと、正常な育成がはばまれてしまい、それがのちのち脳や精神状態に影響を与えるケースが出てきてしまうことが明らかになってきたのです。

一方、自閉症を発症したのちに、腸内フローラを育てる食生活を徹底して行うことによって、症状が大きく改善したケースも数多く報告されています。すべてのケースがよくなるわけではないにしても、自閉症に悩む人たちにとっては、朗報ではないでしょうか。

私たちが日常的に抱える心のモヤモヤも、腸内フローラの乱れがあるのは確かなことです。また、脳がつくり出す不安や不満も、腸内フローラを整えることで和らげることができます。つまり、脳や心の問題は、考え方を変える努力をする前に、まず腸内フローラの状態を改善させることが重要なのです。

「キレイ社会」では、体も心も免疫力が育たない

同時に、身の回りにいる細菌を大事にすることです。日本が世界一清潔な国であることに、異を唱える人は少ないでしょう。その清潔思考は異常ともいえるものがあります。それは、人間にとって必要不可欠な腸内細菌が安心して腸にすむこともできないような自体までも引き起こしています。

その結果として、日本人は本来持っている免疫システムを低下させています。それにともない「心の免疫力」まで弱くなり、うつ病などの心の病を増やしてしまっているのです。

私は「山川草木国土悉皆成仏《さんせんそうもくこくどしっかいじょうぶつ》」という言葉が大好きです。山も、川も、草も、木も、

みんな生きているものには意味がある、という言葉です。これはもともと仏教の言葉でしたが、古来より日本人が大切にしてきた心情でもあります。

昔の日本人は、生きている弱きものにとても優しかったのです。戦後まで、日本人のほとんどは腸で回虫を飼っていました。あの気持ち悪い回虫でさえも、おなかで飼うのはいやだけれどしかたがないと思っていました。

それを証拠に日本語には虫に関する言葉がたくさんあります。「ムシの知らせ」「ムシが好かない」「浮気のムシ」など、これらはおなかにいる回虫のことです。「私は知らなかったが、ムシが教えてくれた」「私はあなたが好きなんだけれど、おなかのムシが嫌いみたいで、ごめんね」「私はまじめなんだけれど、おなかのムシが悪さをして浮気しちゃった」など、日本人は都合の悪いことをおなかの回虫のせいにするユーモアも持っていました。そうして気持ち悪い回虫とさえ共生する心の豊かな民族だったのです。

しかし、現代はかわりました。細菌はみな「バッチイ」として、身の回りにシュッシュッと除菌スプレーを吹きかけます。テーブルはアルコール殺菌し、お皿は強力な洗剤で洗います。

ただ、忘れないでください。私たちの生活環境には、さほど怖い菌はいません。ほとんどは土壌菌であり、それは腸にいる日和見菌の仲間たちです。身の回りの土壌菌を退治することは、自分の腸内細菌にダメージを与えることでもあるのです。

ときに食中毒菌や風邪ウイルスが紛れ込んでくることもあります。しかし、腸内フローラがしっかりと育まれ、免疫力が強化されていれば、腸内に敵が入り込んだとしても、ただちに排除されます。つまり、食中毒や風邪を発症するのは、腸内フローラが弱っている証でもあるのです。

いまや日本は、汚くて、臭くて、気持ち悪いものを、それが目に見えないほど小さなものであっても、存在を許さない「キレイ社会」となっています。そうした排他的な社会は、人間にとっても住みにくく、うつ病で苦しむ人の多い、世界でも有数の自殺の多い国にしてしまっているのです。

こんな社会でも、人間らしく生命力も旺盛に生きる方法はあります。最後に私が長年心の支えとしてきた「心の免疫力を上げる　自分への約束15カ条」をお伝えして本書を終えましょう。

◆「心の免疫力を上げる　自分への約束15カ条」

1 賢く生きようとするな。自分に正直であれ
2 つねに好奇心を持ち続ける
3 食べすぎない
4 野菜が好き。食品添加物は嫌い
5 欠点を強みにする
6 見栄をはらない
7 足るを知る
8 あるがままに生きる
9 押しかけるな、しかし呼ばれたらどこまでも行け
10 自分を大事にして、いやなことはやらない
11 嫌いな人とは食事をしない
12 今を生きる
13 多様性を認める
14 片思いでもいい。いつでも恋をする
15 生きているものにはみな意味がある

★巻末付録《心がスーッとする食べ物＆食べ方＆作り方》

◆心をスッキリと整えたいなら、腸を健康に保つこと。いろいろな心の悩みや不安を一掃するために、以下ような食事を心がけましょう。◆

1　ネガティブになりがちのときには	「ワカメと納豆の味噌汁」：腸内細菌の滋養強壮剤。
2　満たされた気分（満腹感）を味わいたいなら	「玄米や五穀米、もち麦、十割そばなど」：腸内細菌の餌となる炭水化物は食べてよい。食物繊維をそぎ落としてしまった白い炭水化物（白米、パン、うどん、ラーメン、パスタなど）はNG。

3 心の疲れがとれないときは	4 怠けグセがついてしまったら	5 やる気がでなくて衰えを感じたら
↓ 「バナナと蜂蜜」：オリゴ糖と糖アルコールは腸内細菌の大好物。バナナや蜂蜜の他にも、イチゴ、リンゴ、ナシ、タマネギ、芋類、レンコン、カボチャにも豊富。グリンピースやそら豆、大豆などの豆類にも。	↓ 「昆布やワカメなどの海藻類。野菜、果物、豆類。きくらげ、干ししいたけ」：水溶性の食物繊維を多く摂るために毎日食べましょう。	↓ 「七色の野菜や果物（赤はトマトや唐辛子、オレンジはミカンやニンジン、カボチャ、黄色はレモンやトウモロコシ、緑はホウレン草やブロッコリー、紫はナスや黒豆、黒はごぼうやお茶、黒ゴマ、白はキャベツやニンニク、ネギ）」：フィトケミカルで病気と老化を遠ざける。できるだけ毎日食べる。1日3食トータルで7色そろうとベスト。

6 元気が出ないときは	「ニンニクとキャベツとキノコ」：腸内細菌力はがん細胞まで抑制する。
7 ストレスからさよならしたいときは	「赤ワインとオリーブオイル」：動脈硬化を防ぐポリフェノール効果。
8 若返りたい人は	「コーヒー」：好きな人は1日2～3杯飲むと若返りに期待大。
9 長生きしたい人は	「納豆とイワシ」：DHEAという長寿ホルモンが増える。
10 もっと長生きしたい人は	「週に2回のステーキ」：さらに良質のたんぱく質が必要。

11 気分がスッキリしたい人は	「大豆、インゲン、小豆、きくらげ、干ししいたけ、キノコ類」 ：不溶性食物繊維が腸内を掃除する。
12 もっとスッキリしたい人は	「少量のヨーグルト」 ：善玉菌を助けるプレバイオティクス。ただし、食べ過ぎると脂肪のとり過ぎにも。ほどほどの摂取が吉。
13 イライラしたら	「良質のミネラル水」 ：腸のトータルな健康を維持する。

14 元気のパワーがほしい

⬇

◎牛肉のトマトの豪快蒸し焼き料理：「精力」とは、生きる力のこと。牛肉とゴマには精力アップに欠かせない亜鉛が豊富に含まれます。また、トマトの赤はリコピンという抗酸化成分の色。細胞のサビをとるとともに、精神の安定に役立つとされています。

【材料】２人分
牛薄切り肉（１００g）、塩・コショウ（少々）、トマト（大1個）、エクストラヴァージンオリーブオイル（適量）、生姜（1かけ）、シソ（３枚）

【つくり方】
①牛肉は食べやすい大きさに切り、塩・コショウをふる。トマトは縦半分に切り、薄切りに。
②鍋にトマトと牛肉を交互に並べ敷き、オリーブオイルをまわしかける。
③千切りにした生姜とシソをのせる。
④蓋をして蒸し焼きにし、牛肉に火が通ったらできあがり。
※スキレットなどオシャレな小鍋でつくれば、そのまま食卓に出せるのでおすすめ。

15 心に心配事があったら

◎ホウレン草と納豆の味噌汁：不安が強いのは腸内フローラが弱っている表れ。腸内細菌の生命力を高めるには、食物繊維と発酵食品のコンビが最強です。とくに味噌と納豆には、腸内細菌を元気にする菌がたくさん。また、キノコとホウレン草には抗酸化作用の高い栄養素がたっぷり含まれます。

【材料】 5杯分
ホウレン草（1束）、えのき（1袋）、乾燥ワカメ（適量）、納豆（2パック）、だし汁（4カップ）、味噌（適量）

【つくり方】
①ホウレン草とえのきは食べやすい大きさに切る。
②だし汁を火にかけて沸騰したら中火にし、ホウレン草とえのき、乾燥ワカメを入れて火を通す。
③具に火が入ったら納豆を入れる。
④味噌を溶き入れたら、すぐに火を止め、できあがり。
※味噌に含まれる麹菌は火に弱い。味噌を溶いたらすぐに火を止めることが、生きた菌をとるためには大事。

16 打たれ強くなりたい

◎**酢タマネギ**：お酢は人類がつくり出した「最古の調味料」といわれる発酵食品。タマネギに豊富なオリゴ糖は善玉菌の大好物。これを一緒にした酢タマネギを毎日小皿1杯食べていると、腸内環境はみるみるよくなり、心の免疫力も高まっていきます。

【材料】
タマネギ（1個）、酢（だいたい1カップ）、ハチミツ（大さじ2杯）、塩（少々）

【つくり方】
①タマネギの皮をむいて、縦半分に切り、芯や芽をとり除いて、繊維に沿ってスライスする。
②タマネギをボウルに入れ、30分～1時間室温に置く。こうすることで、タマネギの有効成分を引き出せる。そのあと、塩をふりけてよく混ぜる。
③タマネギを少し押し込むようにして、保存容器に入れる。酢をひたひたになるまで注ぐ。
④ハチミツを入れ、全体をよく混ぜる。⑤蓋で密閉し、冷蔵庫で保存する。翌日から食べられ、5日目ごろが食べごろ。つくってから10日以内には食べきろう。
※毎日小皿1杯ほど食べると、腸内環境の改善に効果的！
※お酢の種類は、お好みのものでOK！　毎日食べるものだから質のよいものを選ぼう。
※味噌汁に入れたり、サラダに使ったり、酢の物にしたりして、料理にもとり入れよう。

17 10歳若返りたい

◎酢キャベツ：キャベツは、水溶性食物繊維と不溶性食物繊維をバランスよく持つうえ、腸の粘膜細胞を良好にする「ビタミンU（キャベジン）」が豊富。お酢には腸粘膜のエネルギー源となる「短鎖脂肪酸」が含まれます。酢キャベツは腸から体全体を若々しくする逸品です。

【材料】

キャベツ（大1／2玉）、酢（だいたい1カップ）、粒マスタード（小さじ2）、塩（小さじ2）

【つくり方】
①キャベツは葉をはがして洗い、水気をよく切り、千切りにする。
②千切りのキャベツを保存バッグに入れ、塩を加えてバッグの口を閉じ、しんなりするまで軽くもむ。③バッグの口を開け、酢をひたひたまで注ぎ、粒マスタードを加えて、軽くもむ。
④再び口を閉じ、冷蔵庫で保存。半日ほど漬け込めば食べごろに。できあがったら、密閉容器に入れて冷蔵庫で保存。痛む前に食べきろう。
※毎日小皿1杯ほど食事の前に食べよう。酢タマネギと両方食べるのが大変ならば、どちらかでOK。

【アレンジレシピ】

◯納豆にのせて。◯ツナとまぜて。◯味噌汁に入れて。冷奴に入れて。明太子をのせて。

◯ハンバーグのタネにまぜて。

18　幸せ家族でみんな仲良く暮らしたい

◎**豚と野菜の緑茶しゃぶしゃぶ**：緑茶に含まれるカテキンも、抗酸化作用の強い成分。カテキンは、ホウレン草やニンジンに含まれるビタミンAと一緒にとると細胞内への吸収が格段によくなります。また、豚肉には疲労回復によいビタミンB_1や、幸せホルモンの原料となる必須アミノ酸も豊富です。これなら家族全員の腸の力を高めます。

【材料】２人分
A：緑茶（4カップ）、だし昆布（5㎝）　B：醤油（1／4カップ）、かつお節（3g）
豚ロース肉（しゃぶしゃぶ用、200g）、ホウレン草（100g）、大根150g、ニンジン（1／2本）ゴボウ（1／2本）、エリンギ（2本）、すだち（適宜）

【つくり方】
①鍋にAを入れて弱火にかける。②Bはまぜて15分以上置き、かつお節をこす。③ホウレン草は半分に切る。大根とニンジン、ゴボウはピーラーでリボン状にする。エリンギは薄切りにする。これらを豚肉とともに大皿にのせ、好みですだちを添える。④1の鍋が沸騰したら昆布をとり出し、豚肉や野菜をしゃぶしゃぶして、2をつけながらいただく。
※たっぷりの野菜で、しゃぶしゃぶは肉の余分な脂を落とせるし鍋料理でもとくにおすすめ。
※キノコには食物繊維が豊富なうえ、強力な抗酸化成分がたっぷり。免疫力を高め、がん予防にも。エノキやシメジ、シイタケ、マイタケなど、いろいろなキノコでトライして。

19 とにかく誰より長生きしたい

◎**たっぷりおろしの牛ヒレステーキ**：「肉＝コレステロール＝体に悪い」という人がいますが、とんでもない誤解。コレステロールは細胞膜の材料となるとともに、性ホルモンやストレスに対抗するホルモンの材料にもなります。ただ、食べ過ぎは腸内環境を荒らすので、「週に2回」という頻度が最適です。

【材料】２人分
牛ヒレ肉（2枚）、塩・コショウ（少々）、大根（１００g）、かいわれ大根（10g）、オリーブオイル（大さじ１／２杯）、ニンニク（１かけ）、醤油（大さじ１／２杯）、レモン・プチトマト（適宜）

【つくり方】
①牛肉は室温に戻して、塩・コショウをふる。②大根はすりおろし、根もとを切ったかいわれ大根と和える。③フライパンにオリーブオイルと潰したニンニクを熱し、牛肉の片面を3分焼いたら裏返してさらに2分焼き、醤油をかける。④皿に3をのせ、その上に2）を盛り、レモンとプチトマトをそえる。

※高脂肪の肉は、悪玉菌のエサになり、腸内の活性酸素を増やすもと、ステーキには、必ず彩りのよいサラダを一緒に食べよう。野菜の「苦み」「辛み」「色み」「香り」は抗酸化成分でできているので、それをとることで、活性酸素の害を消します。

著者紹介

藤田 紘一郎（ふじた こういちろう）

1939年、旧満州生まれ。東京医科歯科大学卒。

東京大学大学院医学系研究科修了。医学博士。

金沢医科大学教授、長崎大学教授、東京医科歯科大学大学院教授を経て、現在、東京医科歯科大学名誉教授。専門は寄生虫学と熱帯医学、感染免疫学。1983年に寄生虫体内のアレルゲン発見で日本寄生虫学会小泉賞を、2000年にはヒトATL ウイルス伝染経路などの研究で日本文化振興会社会文化功労賞および国際文化栄誉賞を受賞。主な著書に『脳はバカ、腸はかしこい』（三五館）、『腸内細菌を味方にする30の方法』（ワニブックスPLUS 新書）『アレルギーの9割は腸で治る！』(だいわ文庫)、『55歳のハゲた私が76歳でフサフサになった理由』『「毎日、出る！」元気な人になる腸寿力』（小社刊）など多数。

脳《のう》で悩《なや》むな！　腸《ちょう》で考《かんが》えなさい

2017年7月28日　第1刷発行

著　者　藤《ふじ》田《た》　紘《こう》一《いち》郎《ろう》

発行者　尾嶋　四朗

発行所　株式会社 青 萠 堂

〒162-0808　東京都新宿区天神町13番地
Tel 03-3260-3016
Fax 03-3260-3295
印刷／製本　中央精版印刷株式会社

ISBN978-4-908273-07-0 C0047